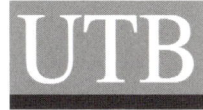

UTB 3372

Eine Arbeitsgemeinschaft der Verlage

Böhlau Verlag · Köln · Weimar · Wien
Verlag Barbara Budrich · Opladen · Farmington Hills
facultas.wuv · Wien
Wilhelm Fink · München
A. Francke Verlag · Tübingen und Basel
Haupt Verlag · Bern · Stuttgart · Wien
Julius Klinkhardt Verlagsbuchhandlung · Bad Heilbrunn
Lucius & Lucius Verlagsgesellschaft · Stuttgart
Mohr Siebeck · Tübingen
Orell Füssli Verlag · Zürich
Ernst Reinhardt Verlag · München · Basel
Ferdinand Schöningh · Paderborn · München · Wien · Zürich
Eugen Ulmer Verlag · Stuttgart
UVK Verlagsgesellschaft · Konstanz
Vandenhoeck & Ruprecht · Göttingen
vdf Hochschulverlag AG an der ETH Zürich

Theo R. Payk

Depression

Ernst Reinhardt München Basel

Prof. Dr. med. Dr. phil. *Theo R. Payk* war u. a. Ordinarius für Psychiatrie und Psychotherapie an der Ruhr-Universität Bochum. Er ist jetzt als Supervisor, Gutachter und Ausbilder tätig.

Hinweis: Soweit in diesem Werk eine Dosierung, Applikation oder Behandlungsweise erwähnt wird, darf der Leser zwar darauf vertrauen, dass die Autoren große Sorgfalt darauf verwandt haben, dass diese Angabe dem Wissensstand bei Fertigstellung des Werkes entspricht. Für Angaben über Dosierungsanweisungen und Applikationsformen oder sonstige Behandlungsempfehlungen kann vom Verlag jedoch keine Gewähr übernommen werden. – Die Wiedergabe von Gebrauchsnamen, Handelsnamen, Warenbezeichnungen usw. in diesem Werk berechtigt auch ohne besondere Kennzeichnungen nicht zu der Annahme, dass solche Namen im Sinne der Warenzeichen- und Markenschutz-Gesetzgebung als frei zu betrachten wären und daher von jedermann benutzt werden dürften.

Bibliografische Information der Deutschen Nationalbibliothek

Die Deutsche Nationalbibliothek verzeichnet diese Publikation in der Deutschen Nationalbibliografie; detaillierte bibliografische Daten sind im Internet über <http://dnb.d-nb.de> abrufbar.
UTB-ISBN 978-3-8252-3372-3
ISBN 978-3-497-02142-0

© 2010 by Ernst Reinhardt, GmbH & Co KG, Verlag, München

Reihenkonzept und Umschlagentwurf: Alexandra Brand
Umschlagumsetzung: Atelier Reichert, Stuttgart
Satz: Arnold & Domnick, Leipzig
Druck und Bindung: Friedrich Pustet, Regensburg
Printed in Germany

Ernst Reinhardt Verlag, Kemnatenstr. 46, D-80639 München
Net: www.reinhardt-verlag.de E-Mail: info@reinhardt-verlag.de

Inhalt

Einführung

Hauptteil

Anhang

Einführung

Die seit Jahren zu beobachtende, stetige Zunahme seelischer Leiden einschließlich psychosomatischer Beschwerden, d. h. körperlicher Symptome, die wesentlich durch psychosoziale Stressoren mitbedingt werden, ist nicht nur Ausdruck individueller Befindlichkeitsprobleme, sondern auch Gegenstand gesundheits- und berufspolitischer Diskussionen. Die Statistiken der Krankenversicherungen verzeichnen einen kontinuierlichen Anstieg der Inanspruchnahme medizinisch-psychologischer Leistungen in den westlichen Industrieländern, der von den Kostenträgern mit Besorgnis beobachtet wird. Während der letzten 20 Jahre war in Deutschland ein Zuwachs von rund 30 % an Behandlungsfällen wegen psychischer Probleme zu beobachten, einhergehend mit einer Verdoppelung der Gesamtkosten innerhalb der letzten fünf Jahre, die derzeit um 1.6 Milliarden Euro jährlich liegen. Allein die Techniker-Krankenkasse, bei der ca. 2.7 Millionen Arbeitnehmer versichert sind, registrierte für 2008 eine Gesamtzeit an Krankschreibungen wegen psychischer Erkrankungen von über vier (!) Millionen Arbeitstagen – gegenüber dem Vorjahr eine Zunahme um 2,5 %. Auch Kinder und Jugendliche sind mit seelischen Problemen belastet; ca. ein Fünftel aller Heranwachsenden weist psychische bzw. Verhaltensstörungen auf.

Dieser unverkennbare Trend, der die Volkswirtschaft durch die ansteigenden Gesundheitskosten spürbar belastet, wird sicherlich mitbedingt durch den gesellschaftlichen Wandel, d. h. veränderte Lebensbedingungen und -gewohnheiten mit gestiegenen, bisweilen unrealistischen Ansprüchen an die eigene Lebensqualität und Fitness. Noch mehr allerdings dürften die wachsenden Anforderungen an Einsatz, Leistungsfähigkeit und Verfügbarkeit in der modernen Arbeitswelt die Ressourcen an Belastbarkeit und emotionaler Stabilität überfordern. In welchem Ausmaß die Vervielfachung der therapeutischen Angebote während der letzten zehn Jahre einerseits und ein Abbau der Hemmschwelle gegenüber solchen Einrichtungen andererseits inzwischen den Weg zur psychiatrischen und / oder psychologischen Praxis erleichtern, mag dahingestellt bleiben. Wie auch immer: Jeder, der wegen seelischer Beeinträchtigungen professionelle Hilfe sucht, kommt in der Hoffnung auf eine Linderung seiner Beschwerden. Diese können von vorübergehenden Einschränkungen an Lebensfreude und Leistungsfähigkeit bis hin zu Verzweiflung und Lebensüberdruss reichen.

Auf den vorderen Plätzen der Häufigkeitsverteilung psychischer Störungen rangieren Depressionen, gefolgt von Angstkrankheiten und somatoformen (psychosomatischen) Beschwerden, wobei sich die verschiedenen Störungsbilder oft überschneiden – fachlich spricht man hier von „Komorbidität". In Deutschland leiden derzeit schätzungsweise vier Millionen Menschen (bei hoher Dunkelziffer) unter depressiven Symptomen verschiedenster Art. Sie werden oft spät erkannt, manchmal wegen ihrer Maskierung sogar verkannt oder falsch eingeschätzt – mit fatalen Folgen bis hin zum Suizid: Depressionen gehören zu den hauptsächlichen Risikofaktoren dafür, ein quälendes, unerträglich gewordenes Leben zu beenden. Glücklicherweise sind sie unter konsequenter, fachgerechter Behandlung beherrschbar und klingen meistens ohne bleibende Folgen wieder ab.

Dieses Buch soll über die unterschiedlichen Depressionsarten und -formen aufklären. Im Folgenden werden daher die typischen Krankheitsbilder unter Einbeziehung von zwei Falldarstellungen demonstriert und beschrieben, verbunden mit Hinweisen auf Anfangssymptome, Erläuterungen der fachlichen Untersuchungsmethoden, die zur Diagnose führen, und Angaben über den üblicherweise zu erwartenden, weiteren Verlauf. Im diesem Zusammenhang werden die gängigen, aktuellen Hypothesen zu den Entstehungsrisiken und -ursachen skizziert bzw. die mehrdimensionalen Krankheitsmodelle reflektiert. Deutlich wird, wie breit das Spektrum des im Volksmund treffend Gemütskrankheit genannten Leidens ist, das ebenso als vorübergehende, allenfalls wochenlange Episode in Erscheinung treten, wie als schier endlose Bürde das Leben beschweren kann. Schließlich wird das Repertoire der modernen, allgemein-medizinischen, psychiatrischen und psychotherapeutischen bzw. psychologischen Behandlungs- und Betreuungsmaßnahmen erläutert und begründet. Auch die Besonderheiten der Depressionen im Kindes- und Jugendalter werden einbezogen.

Alles in allem sollen entsprechende Kenntnisse zu einem besseren Verständnis für das vielgestaltige Krankheitsbild Depression verhelfen, um zu einem angemessenen, vielleicht auch versöhnlicheren Umgang damit zu finden. Das Wissen um diese Krankheit soll Mut machen vor den hohen Anforderungen an Geduld und Leidensfähigkeit, die eine Depression an alle unmittelbar Betroffenen und mittelbar Beteiligten stellt, Mut, nicht zu kapitulieren, sondern die veränderte Lebenssituation so erträglich wie möglich zu gestalten.

Den Interessen angehender Ärzte und Psychologen, Therapeuten und Sozialarbeiter dürften eher die fachbezogenen, zusammenfassenden Informationen gerecht werden. Da die Erforschung von Krankheiten immer neue Erkenntnisse zutage fördert, ist der aktuelle Wissensstand wichtig, um Fortschritte in der Erkennung und Behandlung nutzen zu können. Andererseits sind nicht alle Ratschläge, Empfehlungen und Tipps, die samt neuen „Wundermitteln" auf den Markt gebracht werden, von Vorteil; hier gilt es, die Spreu vom Weizen zu trennen und sich nicht von leeren Versprechungen blenden zu lassen.

Merksatz

Der Begriff Depression entstammt dem lateinischen Wort „depressus" und bedeutet „niedergedrückt". Er kennzeichnet einen schwer beschreibbaren, quälenden Verlust an Lebensfreude, Leistungsfähigkeit und Wohlbefinden.

Die häufig verwendete Bezeichnung depressive Störung kann insofern zu Missverständnissen führen, als sie nahelegt, es handele sich dabei um einen abgrenzbaren „Störfall", etwa vergleichbar mit einer Blinddarmentzündung oder einem Magengeschwür. Tatsächlich berührt eine Depression als Ausdruck von „Leere und Stillstand" jedoch als Erkrankung der gesamten Person fundamentale Bereiche menschlicher Existenz. Sie erfasst wie eine psychische Lähmung den ganzen Menschen, der unter einem durchdringenden, unerklärlichen Gefühl von Antriebsmangel, innerer Leere, Freudlosigkeit, Angst, Selbstunsicherheit, Pessimismus und Hoffnungslosigkeit leidet. Zudem stellen sich meist auch vielfältige körperliche Beschwerden ein, die keiner bestimmten Organkrankheit zuzuordnen sind. Der holländische Psychiater Piet Cornelis Kuiper beschrieb seine eigene, sich unter Schwankungen über drei Jahre hinziehende, schwere Depression 1991 überaus treffend als „Seelenfinsternis". In Kunst und Literatur finden sich zahlreiche ähnliche Selbstschilderungen Betroffener – weit entfernt von jeder Heroisierung.

Merksatz

Depressionen sind verbreitete Krankheiten. Sie sind keine isolierte Funktionsstörung, sondern betreffen den ganzen Menschen, indem sie sich auf alle geistig-seelischen und körperlichen Funktionen, Fähigkeiten und Leistungen auswirken.

Historie

Depressionen, gleich welcher Art und Ausprägung, sind nicht nur sehr verbreitet, sondern auch seit langem bekannt. Anhaltende Zustände trauriger Verstimmungen – Lebensepisoden von Schwermut, Niedergeschlagenheit und Verzweiflung – gibt es wahrscheinlich, seitdem der Mensch existiert. Wahrscheinlich hängt dies mit dessen Fähigkeit zusammen, über sich und die Beschwerlichkeiten seines Lebens nachdenken zu können – ein Ergebnis mehrhunderttausendjähriger Evolution. Seelische Belastungen in Form von Ängsten, Kränkungen, Verlusterlebnissen, Demütigungen und Misshandlungen können ebenso wie andauernde körperliche Schmerzen, an denen gewiss auch der Frühmensch gelitten hat, jeglichen Lebensmut rauben. Jedenfalls zieht sich das Thema Lebensüberdruss wie ein roter Faden durch die Kulturgeschichte der Menschheit. Erste diesbezügliche schriftliche Hinweise finden sich in den „Gesprächen eines Lebensmüden mit seiner Seele", festgehalten im Papyrus Berlin Nr. 3024 aus der 12. altägyptischen Dynastie um 1900 v. Chr. In der Bibel ist die Rede von trübsinnigen Anwandlungen des ersten israelitischen Königs Saul aus dem 1. Jahrtausend v. Chr., den sein späterer Schwiegersohn David mit dem Harfenspiel aufheitern sollte (1. Samuel 9,1).

Aber auch höher entwickelte Tiere, vor allem unsere nächsten Verwandten, die Primaten, zeigen Lethargie, Ängstlichkeit oder Aggressivität nach einschneidenden Veränderungen ihres gewohnten Lebensraumes bzw. ihrer Sozialkontakte, was angesichts der gemeinsamen Herkunft mit genetisch verblüffend ähnlicher Grundausstattung ohne Weiteres plausibel ist. Forschungsergebnisse der Pharmaindustrie aus der medikamentösen Behandlung solcher künstlich herbeigeführter tierischer Verhaltensänderungen lassen sich allerdings nur begrenzt auf den Menschen übertragen, da das Verhalten allenfalls auf Veränderungen bestimmter Hirnaktivitäten hindeutet, aus ihm jedoch nicht das innere Erleben der Tiere erschlossen werden kann. Dennoch lassen die äußeren Ausdrucksmerkmale zweifellos auch Rückschlüsse auf deren Befindlichkeit zu.

Was stand unseren Ur-Urahnen an Mitteln zur Linderung und Bewältigung der ebenso unberechenbaren wie unerklärlichen Beeinträchtigungen von Gestimmtheit, Aktivität und Kraft, die eine Depression kennzeichnen, zur Verfügung? Soweit die Schamanen und Medizinmänner der Frühzeit nicht durch Beschwörungszeremonien und Opfergaben die vermeintlich strafenden Dämonen zu besänftigen suchten, waren sie wahrscheinlich im praktischen Alltag darum bemüht, ihren Klienten durch besondere Zuwendung, Ablenkung oder Zerstreuung beizustehen, vielleicht schon – erste Anfänge einer Erfahrungsmedizin – mit Hilfe von Körperkontakt, Wärme und Licht, Kräuterextrakten und Pflanzensäften.

Die Wirkung letzterer war vermutlich sehr früh bekannt. Überliefert ist jedenfalls, dass in den mesopotamischen und ägyptischen Hochkulturen im 4. bis 3. Jahrtausend v. Chr. die gleichermaßen besänftigende wie euphorisierende Wirkung des Schlafmohns genutzt wurde; die Sumerer nannten den Mohn „Pflanze der Freude". Der Einsatz seines Wirkstoffs Opium als Beruhigungs-, Schlaf- und Schmerzmittel ist in der Medizin seit langem gebräuchlich, und bis in die Neuzeit wurde er in Form einer Tinktur auch als Antidepressivum verwendet. Kaiser Karl der Große war jedoch der erste, der Opium wegen seiner berauschenden Wirkung als Genussmittel ausdrücklich verbot. Noch immer wird aus unreifen Mohnkapseln der milchige Saft gewonnen, der eingetrocknet den Rohstoff Opium ergibt; Bestandteile sind u. a. Morphin und Codein (Heroin, das in der Drogenszene beliebteste, aber auch teuerste Rauschmittel, ist ein synthetisch hergestelltes Morphinpräparat).

Stechapfel, Mandragora, Tollkirsche, Bilsenkraut und Engelstrompete enthalten u. a. das giftige Skopolamin (Hyoszyamin), das in kleinen Dosen beruhigend und vegetativ stabilisierend wirkt. Es ist ebenso wie das entspannende und stimmungsaufhellende Cannabis aus dem Harz der (indischen) Hanfpflanze im assyrischen Herbal erwähnt, einer Rezeptsammlung aus dem 3. Jahrtausend v. Chr., die 250 Pflanzenstoffe und andere Heilmittel enthält. In der altindischen und altchinesischen Medizin jener Zeit war der Hanf ebenfalls als Drogenpflanze gebräuchlich.

Der aufmunternde Effekt des Hypericumöls aus Johanniskraut, seit der Antike bekannt und fester Bestandteil der mittelalterlichen Klostermedizin, hat inzwischen seinen Platz im Arsenal antidepressiv wirkender Medikamente zurückgewonnen. Der Wander- und Wunderarzt Paracelsus (1493–1541) bezeichnete es als „Arnica der Nerven".

Zu den ältesten Mitteln zur Auflockerung und Verbesserung der Stimmung gehört zweifellos der Alkohol. Im altägyptischen Papyrus Ebers (um 1600 v. Chr.) ist Palmwein wiederholt als Arzneibestandteil genannt, auch zum Einsatz gegen Schwermütigkeit. In den früheren Irrenanstalten war Alkohol ein gebräuchliches Medikament gegen Melancholie, Angstzustände und Schlafstörungen.

Der Hallenser Medizinprofessor Friedrich Hoffmann (1660–1742), dessen berühmte Hoffmannstropfen, ein Alkohol-Äther-Gemisch, als

Mittel zur Entspannung jedermann bekannt waren, sprach dem Wein die Eigenschaft zu, Sorgen, Furcht und Traurigkeit zu verjagen und fröhlich, beherzt und kühn zu machen. Die beruhigend-entkrampfende Wirkung von Klosterfrau-Melissengeist, einer Mixtur aus Alkohol und Melissenöl, wird bis heute genutzt.

Mit Etablierung der medizinischen Heilkunde im antiken Griechenland traten an die Stelle religiös-vorwissenschaftlicher Auffassungen über die Ursachen von Krankheiten rationale Hypothesen. Auf den „Vater der Medizin", Hippokrates von Kos (um 460–370 v. Chr.) bzw. seine Vorgänger im 5. Jahrhundert v. Chr., geht zum einen die These vom Gehirn als Sitz geistig-seelischer Fähigkeiten zurück, zum anderen die Vorstellung, dass ein schädliches Übermaß an schwarzer Galle (griechisch: melane cholos) – Schwarzgalligkeit – zu Depressionen führt. In den Hippokratischen Schriften (Aphorismen VI) werden als Kennzeichen eines melancholischen Zustands u. a. eine länger anhaltende Angst und Traurigkeit genannt. In seinem medizinischen Sammelwerk „Artes" behandelte der herausragende römische ärztliche Schriftsteller Celsus (um 25 v. Chr. bis 50 n. Chr.) auch die Geistes- und Gemütsstörungen; der Melancholiker wurde als erschöpft und langsam, gereizt und schlaflos, aber auch als schreckhaft und geplagt von Angst charakterisiert.

Der kosmopolitische Grieche Galen von Pergamon (129–216), zeitweilig Leibarzt der römischen Kaiser, formte schließlich aus dem Hippokratischen Konzept im 1. Jahrhundert n. Chr. eine streng systematisierte Krankheitslehre, derzufolge alle Krankheiten auf einem Ungleichgewicht der vier Körperflüssigkeiten Blut, Schleim, gelbe Galle und schwarzer Galle beruhten. Diese Viersäftelehre, Humoralpathologie genannt, hatte bis weit ins 18. Jahrhundert Gültigkeit. Erstmals während der Renaissance infrage gestellt, verschwand sie erst Mitte des 19. Jahrhunderts endgültig aus der wissenschaftlichen Medizin.

Folgerichtig bestand die Behandlung im Prinzip aus einer Ableitung bzw. Regulierung der Körpersäfte durch Aderlass, Schröpfen und Abführmittel, außerdem durch eine Regelung der Lebensweise und Verabreichung von pflanzlichen Heilmitteln. Konstantin Africanus, berühmter Medizintheoretiker und Verfasser etlicher Lehrbücher an der damals führenden Medizinschule von Salerno, empfahl um 1080 n. Chr. als Rezept gegen Melancholie eine Mixtur aus Thymian, Safran, weißem und schwarzem Nieswurz (lat. Helleborus), Wasser, Zucker und Most. Insbesondere der giftige Nieswurz sollte über Jahrhunderte eines der gebräuchlichsten Mittel zu Melancholiebehandlung bleiben. Nieswurzextrakt verursacht Erbrechen und Durchfall mit schwarzem oder blutigem

Stuhl, was den irrigen Glauben stützte, der Körper werde von einem krankmachenden Übermaß an schwarzer Galle gereinigt.

Die Idee von der Notwendigkeit einer Entgiftung, einer „Entschlackung" des Körpers durch Fasten, Schwitzen oder Trinkkuren blieb bis heute lebendig, obgleich sie einer wissenschaftlich-physiologischen Überprüfung nicht standhält. Zeitweilig erreichte sie im 19. Jahrhundert aberwitzige, exzessive Höhepunkte: Aderlässe – manchmal mit tödlichem Ausgang –, alle möglichen Brech- und Abführmittel, Klistiere, Blutegel und Schröpfköpfe sollten auch die vermuteten Ursachen psychischer Leiden wie giftigen Schleim, Galle, Säuren und unverdaute Nahrungsstoffe aus dem Körper befördern.

Seit Jahrtausenden wird in Südamerika der stimulierende Effekt des Genusses von Blättern der Coca-Pflanze genutzt. Nach chemischer Entschlüsselung ihres stimulierenden Wirkstoffes Kokain Mitte des 19. Jahrhunderts verbreitete sich dieser aufgrund seiner euphorisierenden, anregenden Wirkung bald in Europa und avancierte zu einer gefragten Droge, obgleich deren Suchtpotenzial längst bekannt war. Sigmund Freud (1856–1939), Begründer der Psychoanalyse, schätzte Kokain als harmloses Heilmittel ein und empfahl es – auch aus eigener Erfahrung – zur Aufheiterung und Verbesserung des körperlichen wie psychischen Leistungsvermögens. Heute zählt Kokain zu den vor allem in der Schickeria-Szene beliebten, „harten Drogen", deren Herstellung und Besitz wie bei Heroin und anderen Rauschmitteln strafbar sind.

Trotz großer Erfahrungen in der Kräutermedizin, deren Tradition in den Klöstern gepflegt wurde, verlor sich die mittelalterliche Heilkunde infolge des damaligen wissenschaftsfeindlichen Weltbildes nach und nach in einem Dunst von Magie, Mystizismus und Alchemie mit – aus heutiger Sicht kaum vorstellbaren – abwegig spekulativen Behandlungsmethoden. Melancholie wurde als Laster, als sündhafte Haltung aufgefasst, die mit Faulheit, Müßiggang, Unlust, Stumpfsinn, Herzensträgheit und Verstocktheit – „Acedia" genannt – gegenüber der göttlichen Gnade einhergeht. Sie wurde als verwerfliche Verneinung der Schöpfung zu den sieben Todsünden gezählt, die wie Hochmut, Geiz, Wollust, Zorn, Neid und Völlerei mit ewigen Höllenstrafen geahndet wurden.

Selbst der Reformator Martin Luther (1483–1546) schrieb seine eigenen Depressionen, die ihn von Jugend auf in Form von Trübsinnigkeit, Apathie, innerer Zerissenheit und Sündenangst bis hin zum Lebensüberdruss heimsuchten, Einflüssen des Teufels zu. Der englische Theologe Robert Burton (1577–1640) stellte die Melancholie als „Hölle auf Erden im Herzen des Menschen" dar. Wurden an solcherart schwermütigen

Personen ungewöhnliches Benehmen oder absonderliches Verhalten als
Zeichen von Besessenheit gedeutet, fielen sie dem Exorzismus zum Opfer
bzw. wurden als Hexen verfolgt. Ansonsten waren Gebete, Buße, Fasten,
Exerzitien, Reliquienverehrung und Wallfahrten gebräuchliche Gnaden-
spender, um der Gemütsverfinsterung und dem pessimistischen Glau-
benszweifel entgegenzuwirken.

Paracelsus empfahl – neben einem gottgefälligen, frommen Leben –
gegen melancholische Anwandlungen Mixturen aus der schier uner-
schöpflichen alchemistischen Giftküche, in der außer pflanzlichen
Mitteln tierische Exkremente und mineralische Präparate, sogar Lei-
chenteile zusammengebraut wurden. Sie wurden von umherziehenden
Quacksalbern und Heilkünstlern auf Jahrmärkten angeboten. Bestandteile des Theriaks, der universalen Wunderarznei zur Zeit des Spätmit-
telalters und der Renaissance, waren u.a. Opium, Kampfer, Baldrian,
Zimt, Kardamon, Moschus, Bibergeil, spanische Fliege, Phosphor,
Schwefel, Vitriol, Quecksilber, Weingeist und Salmiak. Aus der arabi-
schen Medizin hatte die mittelalterliche europäische Heilkunde als The-
rapeutika gegen die verbreitete Melancholie neben Myrrhe, Kardamon,
Wacholder, Passionsblume, Oleander und Gallbaum auch die Verabreichung von Gerstenschleim und Eselsmilch übernommen.

Große Beachtung fand seinerzeit die aufwendige „psychische Kur"
des Berliner Medizinprofesssors Johann Christian Reil (1759–1813) zur
Behandlung geistiger und seelischer Störungen. Sie beruhte auf der Hypothese einer umstimmenden bzw. erzieherischen Wirkung nach dem
Lohn-Strafe-Prinzip – erste methodische Umsetzungen einer drastisch
aversiven Verhaltenstherapie. So wurden in den Irrenhäusern bei Melancholie als angenehme Stimulanzien etwa der Genuss von Wein oder
Mohnsaft, Wärme, Streicheln, Gymnastik, Theaterspielen, Musizieren,
Singen und Tanzen, heitere Erzählungen und zerstreuende Lektüre,
leichtere Geistesarbeit und gärtnerische Betätigung vermittelt. Als
schmerzhafte Sanktionen wurden demgegenüber bei unerwünschtem
Verhalten z.B. Isolation, Nahrungsentzug, kalte Bäder, Rutenschläge
oder Peitschen mit Brennesseln eingesetzt. Etwa zeitgleich kurierte in
sehr gefragten Suggestivsitzungen der Modearzt Franz Anton Mesmer
(1734–1815) in Wien und Paris u.a. Nervenschwäche und nervöse Er-
schöpfungszustände mit den vermeintlich heilenden Kräften des „ani-
malischen Magnetismus".

Charles Darwin (1809–1882), Begründer der modernen Evolutions-
lehre, legte die Grundlagen systematischer Untersuchungen zur Aus-
druckskunde. Auch für die Geistes- und Gemütskranken wurden ver-

meintlich typische Merkmale der Physiognomie als Erkennungszeichen gesammelt und bildnerisch festgehalten, ab dem 19. Jahrhundert unterstützt und erweitert durch fotografische Dokumentationen. Außerdem widmete man sich der näheren Erforschung des Nervensystems. Obgleich – wie gesagt – bereits in der Antike das Gehirn als Sitz der Seele angesehen wurde, dauerte es mehr als 2000 Jahre, bis Mutmaßungen über die Beziehungen zwischen seelischen Funktionen und bestimmten Hirnregionen durch exakte wissenschaftliche Beobachtungen belegt werden konnten.

An den gewaltigen Fortschritten in den Naturwissenschaften der Neuzeit hatten Chemie und Medizin großen Anteil. So etablierte sich in der Mitte des 19. Jahrhunderts die Lehre von der Erkennung und Behandlung psychischer Krankheiten als eigenständige Wissenschaft. Damals wurden die Vorraussetzungen der bis heute gängigen Richtlinien zu deren Diagnostik und – inzwischen mehr oder weniger modifizierten – Einteilung und Zuordnung geschaffen. Auch die Melancholie wurde nun grundsätzlich als Erkrankung des Nervensystems betrachtet.

Mit der Entdeckung und industriellen Herstellung der ersten künstlichen Beruhigungs- und Schlafmittel Chloralhydrat (1869) und Barbiturat (1903), die noch heute in Gebrauch sind, begann die Ära der modernen, synthetischen Psychopharmaka. Nachdem in den 1950er Jahren mit dem Chlorpromazin das erste Pharmakon zur Behandlung psychotischer Symptome in die Psychiatrie eingeführt worden war, wurde es auch gegen Depressionen ausprobiert. Es erwies sich jedoch als wirkungslos, so dass nach anderen chemischen Wirkstoffen gesucht wurde, bis mit Imipramin 1956 das erste neuzeitliche Antidepressivum gefunden und zwei Jahre später in den Handel gebracht wurde. Von da an gab es einen weltweiten Siegeszug dieser Medikamentengruppe, bis auf den heutigen Tag gefolgt von weiteren Spielarten und Nachfolgegenerationen, die regulierend auf das vermutete Ungleichgewicht von Botenstoffen im Nervensystem Einfluss nehmen. Schrittweise wurden diese Substanzen verbessert, so dass heute eine breite Palette an antidepressiven wirksamen Mitteln zur Verfügung steht.

Erfahrungen aus der Psychoanalyse und die empirischen Erkenntnisse der Lernpsychologie in der ersten Hälfte des 20. Jahrhunderts lieferten die Grundlagen zu zwei neuen, wirksamen Methoden der psychologischen Beeinflussung seelischer Störungen: tiefenpsychologische bzw. „aufdeckende" Psychotherapie und Verhaltenstherapie. Beide Richtungen wurden in der Folgezeit ebenfalls hinsichtlich ihrer Wirksamkeit und Ökonomie überprüft und fortentwickelt. Zweifelsohne wird der Trend zu sowohl gezielter als auch verträglicher wirkenden Therapien – wie in anderen Bereichen der Heilkunde – sich fortsetzen und noch bessere Behandlungsinstrumente zur Verfügung stellen. Schwieriger wird es hingegen sein, auf die Lebensumstände und sozio-ökonomischen Verhältnisse einzuwirken, die einer Entstehung depressiver Zustände Vorschub leisten.

Angesichts des beschriebenen, starken Anstiegs depressiver Erkrankungen in den hochindustrialisierten westlichen Ländern, die zudem meist mit längeren Krankschreibungen einhergehen, wurde auf einer WHO-Konferenz 2005 in Helsinki ein europäischer Aktionsplan für psychische Gesundheit beschlossen. Im Jahr 2006 wurde auf Veranlassung der Gesundheitsministerkonferenz – nach den ersten fünf nationalen Gesundheitszielen unter den Stichwörtern Diabetes, Brustkrebs, Nikotinkonsum, Patientensouveränität und Frühprävention – als 6. Ziel das Erkennen und Behandeln von Depressionen deklariert.

Obiger WHO-Plan beinhaltet im Übrigen auch Maßnahmen zur Verhinderung von Suizidrisiken, von denen im Folgenden noch die Rede sein wird. In Deutschland wurden bereits 2001 erste Schritte zu einem „Bündnis gegen Depression" unternommen, das inzwischen zahlreiche regionale Aktivitäten professioneller und interessierter Mitarbeiter zusammenfasst.

Merksatz

Etwa ab der Mitte des 19. Jahrhunderts etablierten sich die wissenschaftlichen Grundlagen der neuzeitlichen neuropsychiatrischen und psychologisch-psychotherapeutischen Erkenntnisse zur Diagnostik und Therapie. Inzwischen haben sich daraus differenzierte Konzepte zur Behandlung psychischer Störungen entwickelt.

Literatur

Eckart, W. E., Jütte, R. (2007): Medizingeschichte. Böhlau, Köln / Weimar / Wien

Kuiper, P. C. (2007): Seelenfinsternis. 9. Aufl. Fischer, Frankfurt / Main

Payk, Th. R. (2000): Psychiater – Forscher im Labyrinth der Seele. Kohlhammer, Stuttgart

Hauptteil

1

Krankheitsbilder

Wie die beiden folgenden Beispiele zeigen, kann sich eine Depression mit vielfältigen Beschwerden bemerkbar machen, auf die eine Behandlung auszurichten ist. Im Zentrum steht allerdings stets ein quälender Verlust der gewohnten, selbstverständlichen Lebensfreude mit und Tatkraft und Zuversicht.

Fallbeispiel

Frau A., eine 36-jährige Abteilungsleiterin in einem großen Warenhaus, betritt zögernd, fast unschlüssig das Sprechzimmer, nachdem sie fast eine Stunde vor dem vereinbarten Termin gekommen ist. Mit dem besorgten Begleiter, der zunächst im Wartezimmer verbleibt, wird vereinbart, ihn bei weiterem Informationsbedarf hinzuzuziehen. Im Verlaufe des Untersuchungsgesprächs äußert sich Frau A. wie folgt:

„Ich weiß nicht mehr weiter. Ich schaffe zu Hause nicht mehr die alltäglichsten Dinge, erst recht nicht mehr meine Arbeit. Ich bin jetzt seit fast drei Wochen krankgeschrieben, trotzdem hat sich an meinem Zustand nichts geändert. Ich stehe vor dem Kühlschrank oder dem Herd und weiß nicht, was ich eigentlich tun soll. Bei der Arbeit unterliefen mir zuletzt bei den einfachsten Sachen Fehler, weil ich unkonzentriert und geistesabwesend war, mir nichts mehr einfiel. Ich kann mich zu nichts aufraffen, sitze den ganzen Tag nur herum und grüble über Gott und die Welt nach, über die verrücktesten Dinge, über Fehler, die ich bei der Arbeit gemacht habe, über falsche Entscheidungen. Manchmal ist der Kopf einfach nur leer wie ein Ballon, oder wie mit Watte angefüllt. Manchmal habe ich Angst, verrückt zu werden, weil ich keinen klaren Gedanken mehr fassen kann. Dann überfallen mich richtige Panikzustände und jagen mich durch die Wohnung, obwohl ich mich sonst ohne Energie und Kraft fühle.

Nicht einmal ablenken kann ich mich. Wenn ich versuche, zu lesen oder fernzusehen, bekomme ich nichts richtig mit. Musik kann mich nicht aufmuntern, Unterhaltungen sind furchtbar anstrengend.

Angefangen hat das Ganze vor inzwischen über einem Monat mit Schlafstörungen. Ich werde seitdem fast jede Nacht nassgeschwitzt und mit Herzklopfen wach, kann nicht wieder richtig einschlafen, döse vor mich hin, drehe mich von einer Seite auf die andere. Am Tag bin ich müde und zerschlagen, richtig kaputt. Frühmorgens halte ich es vor innerer Unruhe nicht mehr im Bett aus, stehe auf und tigere durch die Wohnung, hin und her. Mir graut vor jedem neuen Tag, der wie ein Riesenberg vor mir liegt.

Inzwischen traue ich mir nichts mehr zu. Wenn ich mir nur ausmale, was normalerweise als Tagespensum ansteht, bin ich verzweifelt, weil ich nicht weiß, wie ich das bewältigen soll. Dann kommen wieder die Angstvorstellungen, keine normale Angst wie beim Zahnarzt, sondern ein zäher, dunkler Nebel. Ich muss mich zwingen, morgens wenigstens eine Tasse Kaffee zu trinken, die mir aber nicht mehr den gewohnten „Kick" gibt. Sie schmeckt genauso fade wie alles andere, was ich sonst überhaupt noch esse und trinke, eigentlich mehr hineinzwinge, obgleich mir oft übel ist. Inzwischen habe ich mindestens sieben oder acht Kilo an Gewicht verloren. Auch fallen mir die Haare aus.

Ich habe mich ganz und gar zurückgezogen. Die Radtouren an den Wochenenden zusammen mit meinem Freund habe ich aufgegeben. Schon nach fünf Minuten bin ich total erschöpft, und meine Arme und Beine sind schwer wie Blei. Manchmal raffe ich mich zu einem gemeinsamen Spaziergang auf, möchte aber bald wieder umkehren, obwohl es mir zu Hause nicht besser geht. Einen regelrechten Horror habe ich vor dem Gewimmel in der Stadt, so dass mir mein Freund inzwischen alle Besorgungen abgenommen hat. Die Leute nerven mich mit ihrem Gerenne. Ich verstehe nicht, wie so ein Einkaufsbummel überhaupt Spaß machen kann. Ich habe das Gefühl, überall schief angesehen zu werden, auch von guten Freunden, die vielleicht denken, ich bin zu faul zum Arbeiten. Vielleicht denken sie auch, ich will nichts mehr mit ihnen zu tun haben.

Am unerträglichsten ist aber das Gefühl von Sinnlosigkeit und eigener Nutzlosigkeit. Wozu lebt und arbeitet man überhaupt? Rackert sich ab?

Ich sehe alles schwarz, ohne einen Lichtblick. Mein Freund versucht mich abzulenken, zu trösten, aber ich kann ihm nicht richtig zuhören.
Überhaupt fühle ich eigentlich nichts mehr richtig, bis auf eine grauenvolle innere Leere – schlimmer als körperliche Schmerzen. Das ist kein Leben mehr, das ist wie Folter, eine Höllenstrafe."

Frau A. sitzt blass, verkrampft und mit starrem Gesichtsausdruck im Patientensessel, den Blick auf den Boden gerichtet. Sie berichtet leise und monoton, mit häufigen Pausen, von ihren seelischen Nöten und Belastungen, ohne dass sie einen genaueren Grund hierfür angeben kann.
Privat habe sich nichts verändert. In beruflicher Hinsicht sei es sogar aufwärts gegangen. Vor ungefähr einem Vierteljahr sei sie in eine andere, „schönere" Abteilung versetzt worden, was sie sich schon immer gewünscht habe. Sie habe dadurch mehr Gestaltungsmöglichkeiten bekommen, verdiene auch besser. Ihren Beruf habe sie stets gern ausgeübt. Ihr neuer Arbeitsplatz sage ihr zu, die Atmosphäre im Betrieb sei gut, die Mitarbeiter seien zuverlässig und korrekt – besser hätte sie es eigentlich gar nicht treffen können. Trotzdem könne sie sich nicht darüber freuen.
Auch zu Hause sei alles in Ordnung. Sie habe seit fünf Jahren einen festen Lebenspartner, von Beruf Ingenieur beim Bauamt der Stadt, mit dem sie sich gut verstehe, und der auch jetzt viel Verständnis für sie zeige. Von ihrem großen Bekanntenkreis habe sie sich inzwischen allerdings zurückgezogen, da sie an den gemeinsamen Unternehmungen nicht mehr teilnehme, schon deswegen nicht, weil sie sich nicht mehr mit den anderen richtig unterhalten könne. Teils sei ihr deren Anteilnahme an ihren psychischen Problemen regelrecht lästig, teils finde sie deren Pläne und Sorgen unwichtig, wolle ihre Freunde aber auch nicht kränken. Sie habe sowieso an nichts mehr Interesse, nicht einmal an den regelmäßigen Radtouren und Kegelabenden, die ihr sonst immer viel Spaß gemacht hätten. Sie fühle sich überall „außen vor", wie fremd, richtig „ausgestoßen", so dass sie sich am liebsten verkriechen möchte.
Ihr Hausarzt habe sie untersucht, aber nichts außer einem leichten Eisenmangel festgestellt. Er habe ihr eine Art Erschöpfungszustand bescheinigt und außer Eisentabletten Johanniskraut verschrieben. Obgleich ihr Freund meine, sie sei wieder etwas lebhafter geworden, verspüre sie bislang keinerlei Besserung. Früher neugierig und meistens gut aufgelegt, sei sie jetzt ein ganz anderer Mensch geworden, eine „leere Hülse", ein „Roboter", der nur noch so funktioniere. Ernsthaft krank

sei sie bislang nicht gewesen, schon gar nichts habe sie mit seelischen Problemen zu tun gehabt.

Ihr Partner, der gegen Ende des Gesprächs anwesend war, bestätigt im Großen und Ganzen Frau A.s Angaben. Trotz einer gewissen Hilflosigkeit im Umgang mit seiner Freundin waren seine Bemühungen, sie nach besten Kräften zu unterstützen, unverkennbar.

Die schlechte seelische, aber auch beeinträchtigte körperliche Verfassung der Frau A. machte eine unverzügliche Intervention notwendig. Ihr wurde ein Antidepressivum mit genauen Anweisungen zur Einnahme verordnet, das bei Verträglichkeit während der nächsten Tage auf die üblicherweise wirksame Dosis gesteigert werden sollte. Zusätzlich wurde ein schlafförderndes Medikament verschrieben. Unter der Auflage, sich bei Besonderheiten jederzeit telefonisch zu melden, wurde sie für den übernächsten Tag wieder einbestellt. Gleichzeitig wurde mit ihr über eine stationäre Aufnahme gesprochen, falls sich in Kürze keine Erleichterung zeigen würde. Die Patientin stand einer solchen Maßnahme allerdings sehr kritisch gegenüber. Ihr Partner, der sich Urlaub genommen hatte, versprach zudem, rund um die Uhr ohne viel Aufhebens in ihrer Nähe zu bleiben, so dass von einem Krankenhausaufenthalt vorerst Abstand genommen wurde; lebensmüde Gedanken oder gar Absichten waren nicht zu erkennen.

Zum Termin zwei Tage später erschien Frau A. – wiederum in Begleitung – pünktlich und berichtete von einem etwas verbesserten Schlaf und einer leichten Linderung ihrer Angstzustände. Die Stimmung war jedoch weiterhin deutlich gedrückt und mutlos. Der Partner wirkte zwar etwas erschöpft, war aber zuversichtlich.

Die weiteren Behandlungskontakte – anfangs zwei Mal pro Woche, nach 14 Tagen ein Mal wöchentlich – beschränkten sich jeweils auf kürzere Bestandsaufnahmen. Größeren Raum nahm hingegen ein stützender, ermutigender Zuspruch ein, verbunden mit einfachen Erklärungen zur vermutlichen Krankheitsentstehung und zum wahrscheinlichen, weiteren Verlauf. Immer wieder erkundigte sich die Patientin zwischen blassen Hoffnungen und tiefen Zweifeln nach ihren „Chancen" für eine „Befreiung aus ihrem falschen Leben", dessen vermeintliches Misslingen sie sich auf irrationale, kaum nachvollziehbare Weise selbst zuschrieb.

Als nach ein bis zwei Wochen erste spürbare Zeichen einer Besserung zu registrieren waren, schien das Eis gebrochen. Frau A. wirkte nun deutlich gelockerter und lebhafter, riskierte bald ein scheues Lächeln und interessierte sich wieder ansatzweise für Geschehnisse in ihrer Umgebung. Das Thema „Klinik" war endgültig vom Tisch, nachdem sich die Patientin nun Schritt für Schritt zügig freizuschwimmen begann und schließlich wieder in den Fluss des früheren Lebens eintauchen konnte. Es war ebenso überraschend wie erfreulich zu sehen, wie rasch sich Frau A. innerhalb der nächsten drei bis vier Wochen in die frühere Person zurückverwandelte und ihren Blick wieder nach vorn richtete. Bald wollte sie gar nicht mehr an ihre jüngste Vergangenheit erinnert werden, jedenfalls mied sie rückblickende Reflexionen; es schien, als habe es diese dunkle Zeit in ihrem Leben nie gegeben.

Noch während der sechsten Behandlungswoche nahm sie stundenweise ihre Arbeit wieder auf, schon eine Woche später war sie wieder – nun kaum noch zu bremsen – voll aktiv, fast überaktiv, so als wolle sie die „verlorene Zeit" nachholen.

Solche gegenläufigen Nachschwankungen in der Stimmungslage und im Antrieb sind immer wieder zu beobachten, bis sich die seelische Verfassung nach ein paar Tagen auf das frühere normale Niveau eingependelt hat. In der Fachsprache gibt es dafür die Bezeichnung hypomane Nachschwankung.

In einigen Fällen kann das depressive Bild allerdings vollends in das spiegelbildliche Gegenteil einer Manie umschlagen, in ein Bild rastloser Hyperaktivität, hektischer Betriebsamkeit und unangemessener Hochstimmung (altgriechisch: mania = „Raserei"). Wenn sich depressive und manische Phasen in nicht voraussagbaren Abständen abwechseln, liegt mit großer Wahrscheinlichkeit eine sog. bipolare (manisch-depressive) Störung vor, bei der allerdings im Gesamtverlauf mehr depressive als manische Episoden in Erscheinung treten. Sobald die ursprüngliche Diagnose einer depressiven Episode in dieser Richtung revidiert werden muss, sind die verordneten Medikamente umgehend auf Pharmaka umzustellen, die dämpfend und beruhigendend wirken.

Nachdem der Alltag bei Frau A. wieder eingekehrt war, wurde die Medikation nach ein paar Wochen schrittweise zurückgefahren und schließlich ganz beendet. Es gab keinerlei Nachwirkungen.

Die letzte Nachuntersuchung fand etwa drei Monate nach Behandlungsbeginn statt und zeigte eine lebenslustige, kraftvolle, fast übermütige Frau voller Energie und Tatendrang. Ihr Partner war nochmals mitgekommen; er hatte sichtlich Mühe, den Wechsel zwischen zwei so unterschiedlichen Persönlichkeitsbildern zu begreifen und fragte sich irritiert, was womöglich in Zukunft noch auf ihn zukommen könnte.

Beide erkundigten sich nach Möglichkeiten einer Vorbeugung; außer einer geregelten Lebensführung ohne Über- oder Unterforderung konnten jedoch keine weitergehenden, speziellen Empfehlungen mit prophylaktischen Garantien gegeben werden.

Fallbeispiel

Einen etwas anderen Verlauf nahm hingegen das Schicksal des Herrn B., der eines Tages unangemeldet in die Sprechstunde kommt und aufgrund seiner schlechten Verfassung nicht auf einen planmäßigen Termin verwiesen werden kann. Noch während er wartet, erkundigt sich seine Freundin telefonisch im Sekretariat, ob er auch erschienen sei.

Herr B., ein Versicherungskaufmann von knapp 27 Jahren, macht einen durch und durch niedergeschlagenen, verzweifelten Eindruck. Seine Gedanken kreisen während des Gesprächs fast ausschließlich um seine berufliche Situation, die er als endgültiges Scheitern wahrnimmt und die ihn offensichtlich Tag und Nacht beschäftigt. Es stellt sich heraus, dass sein Arbeitsvertrag vor sechs Wochen nicht verlängert wurde, weil – so sein ehemaliger Chef – das Büro mangels Aufträgen dringend verkleinert werden müsse. Ihn als ledigen und dienstjüngsten Mitarbeiter habe es neben einer ebenfalls vor zwei Jahren eingestellten Kollegin als erste getroffen. Ob auch noch andere Gründe eine Rolle spielten, z.B. ein genereller Rückgang von Neuverträgen, konnte Herr B. nicht ausschließen, suchte aber die Schuld dafür ausschließlich bei sich selbst.

Früher habe er sich mit Leib und Seele engagiert, täglich 12 Stunden gearbeitet, manchmal auch an den Wochenenden einen großen Teil seiner Freizeit geopfert, darüber sogar seine Freundin vernachlässigt. Er habe „alles gegeben", teils aus Ehrgeiz, teils, weil er dadurch auch ganz gut verdient habe.

Umso enttäuschter fühle er sich jetzt. Mit einer Kündigung habe er nach alledem überhaupt nicht gerechnet, obgleich die schwierige Lage des Unternehmens intern seit längerem bekannt gewesen sei. Die Kündigung habe ihn wie ein Blitz aus heiterem Himmel getroffen. Bei dem entscheidenden Gespräch im Chefbüro habe er kein Wort herausbekommen, nicht einmal eine Frage gestellt, sei hinterher wie betäubt nach Hause gefahren und in der Wohnung kopflos herumgelaufen.

In der Folgezeit habe er bis heute nachts nicht mehr schlafen können, trotz Baldrianpillen, die seine Freundin ihm mitgebracht habe.

Er grüble, was er wohl falsch gemacht haben könnte, mache sich Vorwürfe, fühle sich als Versager. Seine Stimmung sei „total im Keller". Ihm sei alle Energie abhanden gekommen, an nichts mehr habe er Spaß, nicht einmal seine Freundin könne ihn aufmuntern oder ablenken. Zärtlichkeiten oder gar Intimitäten seien ihm regelrecht zuwider. Er verlasse kaum noch die Wohnung, schäme sich vor Bekannten und Freunden. Um seine ehemalige Arbeitsstelle mache er einen weiten Bogen.

Andererseits könne er sich zuhause nicht richtig beschäftigen, sich nicht konzentrieren, könne nicht einmal fernsehen, geschweige denn lesen oder sich seinem Hobby widmen, dem Musikhören. Anfangs habe er noch bisweilen versucht, sich mit fachlichen Fragen zu beschäftigen, habe jedoch jedes Mal beim Lesen von Fachartikeln oder alten Akten Kopfschmerzen bekommen. Er wolle niemanden sehen, weder seine Freundin noch seine Eltern im Nachbarort, die sich riesengroße Sorgen um ihn machten und jeden Tag hinter ihm her telefonierten. Er kenne sich selbst nicht wieder, fühle sich auch körperlich zerschlagen, „wie gerädert", ohne Kraft, ohne Antrieb.

Andere Gründe für die Kündigung als eigenes Versagen lässt Herr B. nicht gelten. Er wirkt teils schwer gekränkt und verbittert, teils ratlos und voller Selbstvorwürfe. Er vermeidet es fast panisch, sich anderweitig zu bewerben, obgleich er ein sehr gutes Arbeitszeugnis vorweisen kann. Er zweifelt an all seinen Fähigkeiten und trauert der Zeit nach, als er sowohl ein glänzender Schüler wie auch guter Lehrling, problemloser Bundeswehrsoldat und fleißiger Angestellter war, der seinen Angaben zufolge überall stets zu den Besten gehörte.

Im Betrieb habe er sich zwar anfangs durchbeißen müssen. Er sei damals wohl von seinen Kollegen wegen seiner raschen Erfolge im Außendienst schief angesehen worden. Auf jeden Fall habe er sich eine Zeit lang gemobbt gefühlt; bei Fragen sei er hingehalten worden, erbetene Akten seien verlegt gewesen, Telefonate nicht durchgestellt worden. Sein Arbeitsstil sei wohl hinter seinem Rücken belächelt worden. Er habe sich daraufhin zurückgezogen, habe jedoch umso verbissener gearbeitet. Glücklicherweise habe der Chef ihn sehr geschätzt und deswegen die Hand über ihn gehalten. Nach einem klärenden Gespräch im Kollegenkreis sei die Atmosphäre schlagartig besser geworden, und er habe sich seitdem über mangelnde Unterstützung oder gar Intrigen nicht mehr beklagen können. Im Gegenteil habe er das Gefühl gehabt, ein besonders gefragter und beliebter Kollege gewesen zu sein, der stets zur Verfügung gestanden habe, z. B. bei unvorhersehbaren personellen Ausfällen. Bei der betrieblichen Urlaubsplanung oder attraktiven Dienstreisen habe er den anderen Vortritt gelassen. So habe er sich schließlich auch im Betrieb Anerkennung verschafft.

Herr B. wirkt mutlos, gleichzeitig unkonzentriert, fahrig und angespannt. Seine Gedanken sind weitgehend blockiert durch festgefahrene Grübeleien über seine vermeintliche berufliche Niederlage, alles andere scheint ausgeblendet. Da er sein Selbstwertgefühl weitgehend aus seiner Leistungsfähigkeit bzw. der Anerkennung seiner Arbeit bezog, fühlt er sich jetzt wertlos und überflüssig. Insgesamt scheint er in eine mindestens mittelschwer ausgeprägte Depression hineingeraten zu sein.

Angesichts des desorganisierten Tagesablaufs zu Hause, des unproduktiven, gleichwohl kräftezehrenden Leerlaufs ohne Ablenkung, der seine Stimmung weiterhin beschwert, wird ihm eine tagesklinische Behandlung vorgeschlagen, der er – ziemlich unentschlossen – schließlich zustimmt.

Eine Aufnahme in die Tagesklinik ist glücklicherweise bereits nach wenigen Tagen möglich. Herr B. macht anfangs einen gehemmten und unsicheren Eindruck, integriert sich jedoch ganz gut. Bereits nach kurzer Zeit blüht er regelrecht auf, zeigt sich als eifriger und aktiver Mitpatient, der nach der Schlussrunde nachmittags nur ungern wieder nach Hause geht, – „in sein schwarzes Loch", wie er sich ausdrückt. Er profitiert besonders von der Therapiegruppe „Soziale Kompetenz", in der Selbstbehauptung und Durchsetzungsvermögen trainiert werden. Auch Bewegungstherapie und Sport tun ihm sichtlich gut.

Zu beobachten sind im Ganzen erfreuliche Veränderungen in Richtung von Beruhigung, Nachdenklichkeit und Gelassenheit. Herr B. entdeckt seine verborgenen und vergessenen musischen Neigungen und kreativen Potenziale; er bringt zur Musiktherapie seine Gitarre mit, auf der er seit seiner Schulzeit nicht mehr gespielt hat, und übt kleine Stücke ein. Entspannt gibt er sich mit aufgesetzten Kopfhörern bei geschlossenen Augen der Popmusik hin. Beim Gestalten und Malen kann er sich regelrecht vergessen, die anfangs strengen Formen lockern sich auf, die düsteren Farben werden allmählich von Rot, Orange und Gelb verdrängt.

Noch während des Aufenthaltes schafft er es, mit Hilfe des betreuenden Psychologen endlich wieder einige Bewerbungen abzufassen und wird sogar zu einem Vorstellungsgespräch eingeladen, an dem er mit einiger Beklommenheit teilnimmt. Obgleich diese Initiativen nicht zum gewünschten Erfolg führen, erlebt er keinen Krankheitsrückfall.

All diese bemerkenswerten Wandlungen – viele kleine Schritte auf dem Weg zur Genesung – tragen dazu bei, Herrn B. gegenüber künftigen Krisen widerstandsfähiger zu machen. Nach fünf Wochen wird er in gut stabilisierter seelischer Verfassung in die weitere ambulante psychotherapeutische Begleitung entlassen.

Soweit der weitere Verlauf anhand der folgenden Kontakte zu beobachten war, dauerte es allerdings noch über ein Vierteljahr, bis er wieder eine Anstellung fand, diesmal in der Filiale eines großen internationalen Versicherungskonzerns. Die Zwischenzeit nutzte er, seine Englischkenntnisse aufzubessern und an einem Rhetorikseminar teilzunehmen, was vor allem sein Selbstvertrauen stärkte. Obgleich er in seiner neuen Position weniger als zuvor verdient, fühlt er sich im Vergleich zu seiner früheren Tätigkeit weniger Leistungsdruck und Verantwortung ausgesetzt. Er hat mehr Freizeit, was seiner Partnerschaft, die sich wieder gefestigt hatte, sehr zugute kommt. Seine frühere Lebensfreude und sein Leistungsniveau glaubt er nach der „Geisterbahnfahrt" – so rückblickend seine Bezeichnung für eine alles in allem immerhin fast ein halbes Jahr andauernde depressive Phase – wieder erreicht zu haben. Seine Freundin meint, er sei geduldiger und toleranter, auch zufriedener und ausgeglichener, „irgendwie reifer", geworden.

Besprechung

Beiden Erkrankungsfällen ist gemeinsam, dass die ausgeprägten depressiven Symptome sich in verhältnismäßig kurzer Zeit einstellten. Allerdings ist im zweiten Fall eine aktuelle, persönliche Belastung als auslösender Anlass erkennbar, während bei Frau A. – zumindest äußerlich bzw. in zeitlichem Zusammenhang – allenfalls positive „psychosoziale Stressoren" als Einflüsse in Frage kämen.

Schnittmengen zeigen sich auch hinsichtlich der psychischen und körperlichen Beeinträchtigungen, die den Betroffenen so viel an Kraft, Lebensfreude und Optimismus raubten, dass sie sich quasi in andere Menschen verwandelten.

Angesichts der offenbar unterschiedlichen Enstehungsbedingungen und Lebenssituationen waren allerdings jeweils etwas andere therapeutische Akzente zu setzen. Neben einer antidepressiven medikamentösen „Basistherapie" erschien eine intensivere psychotherapeutische Begleitung im Fall des Herrn B. angebracht und auch im teilstationären Rahmen problemlos realisierbar. Sie umfasste u. a. eine Klärung lebensgeschichtlich prägender Faktoren mit dem Ziel einer tiefenpsychologischen Aufarbeitung der massiven persönlichen Kränkung und Enttäuschung, die der Patient – ein ehrgeiziger, beruflich hochmotivierter und engagierter junger Mann – erlebt hatte. Gleichzeitig wurden gruppendynamische bzw. trainierende Aktivitäten zur Stärkung von Sicherheit und Selbstvertrauen eingesetzt. Erst mit einer Nachreifung fand Herr B. einen sichereren und gelasseneren Weg in seine berufliche und private Zukunft. Frau A. hingegen bedurfte dieser differenzierten „Nachhilfe" nicht, da hier vermutlich eher von einer mehr konstitutionellen, „endogenen" Depressionsbereitschaft auszugehen ist, die sich möglicherweise in späteren Depressionsphasen erneut manifestieren kann. Davon abgesehen erwies sich persönliches Potential an Widerstandskraft und Lebenserfahrung als deutlich tragfähiger.

Merksatz

Im günstigsten Fall klingt eine Depression vollständig ab. Der Genesungsprozess kann durch eine Behandlung verkürzt, bei längerem Krankheitsverlauf zumindest gemildert werden.

Literatur

Faust, V. (1999): Schwermut. Hirzel, Stuttgart

Giger-Büttler, J. (2009): Endlich frei. Beltz, Weinheim

Reiners, H. (2009): Das heimatlose Ich. Piper, München

2

Formen und Verläufe

Die vielgestaltigen Ausdrucksformen depressiver Erkrankungen lassen – trotz aller Gemeinsamkeiten einer verbindenden Kerndepressivität – meist unterschiedliche Konturierungen erkennen. Prägnante Merkmale können z. B. Gemütsveränderungen, mentale Beeinträchtigungen, Antriebsstörungen, körperliche Missempfindungen oder vegetative Unregelmäßigkeiten sein.

Depression ist nicht gleich Depression. Wie bereits oben aufgezeigt, können unterschiedliche Beschwerden im Vordergrund stehen – mal Bedrücktheit oder Hoffnungslosigkeit, mal Angst oder ein Gefühl der Überforderung, mal mehr Unruhe oder zwanghaftes Grübeln. Meistens führt ein Gefühl von Freudlosigkeit, Erschöpfung und Ausgelaugtheit in die Sprechstunde, verbunden mit einem Verlust an Antrieb und Initiative, begleitet von Verunsicherung und Hilflosigkeit. Die hauptsächlichen Beeinträchtigungen erstrecken sich im Wesentlichen auf folgende seelische und körperliche Dimensionen:

Melancholie, Angst und Leere

Am häufigsten kommt es zu Veränderungen der Stimmungslage in Richtung einer unerklärlichen Traurigkeit und Niedergeschlagenheit, einer tiefgreifenden, fast schmerzhaften Betrübnis und Schwermut, die den Betroffenen wie eine schwarze Tinktur durchtränkt.

Hiermit stets verknüpft sind einschneidende Verluste an Interessen und Lebensfreude, manchmal bis zur vollständigen Unentschlossenheit und Handlungsohnmacht. Bisweilen verbinden sich Gefühle von Versagen, Hoffnungslosigkeit und Verzweiflung mit allgegenwärtigen, unbestimmten Ängsten. An die Stelle von Selbstvertrauen treten Mutlosigkeit, Unsicherheit und Unselbstständigkeit. Der Boden unter den Füßen scheint verloren zu gehen, scheinbar Halt gebende Stützen erweisen sich als brüchig.

Kaum mitteilbar, jedoch umso quälender ist das beklemmende Erleben Depressiver, sich quasi aufzulösen und in einem Nichts zu verlieren, nicht mehr wirklich zu existieren, wie ein gefühlloser Untoter am Geschehen ringsum nicht mehr mit Fleisch und Blut teilzunehmen. Alles stagniert, selbst die Zeit scheint stillzustehen, was die bleierne Angst vor einer nicht enden wollenden Tortur noch verstärkt. Diese grenzenlose innere Leere – ein „Gefühl der Gefühllosigkeit", das den Betroffenen erfasst und mehr und mehr verhindert, dass er sich selbst und seinen persönlichen Lebensbereich wahrnimmt –, ist nur schwer zu beschreiben. In der Fachsprache wird es Depersonalisation – „Entpersönlichung" – genannt.

Gleichermaßen wird die Umgebung nicht mehr als vertraut, sondern als unwirklich und wie versteinert wahrgenommen. Da der Betroffene innere und äußere Sinneseinwirkungen nur noch abgestumpft wahrnimmt, verändert sich die Umgebung zu einer leblosen grauen Wüste, einer verfremdeten, unwirklichen Kulisse – vergleichbar einem Blick durch einen dicken Filter oder durch eine dunkel getönte Brille. Hier spricht man von Derealisation – einer Art „Entwirklichung".

Ein Depersonalisationserleben kann im Übrigen auch bei einer sog. dissoziativen Bewusstseinsstörung vorkommen, bei der die integrierenden Funktionen des normalerweise einheitlich-gleichmäßig dahinfließenden Bewusstseinsstroms versagen. Diese Reaktionen werden u.a. tiefenpsychologisch interpretiert als schützende Abspaltungs- und Verleugnungsprozesse bei traumatischen oder sonstwie belastenden Erlebnissen, die einer anderen Krankheitkategorie zugeordnet werden.

All diese Veränderungen in der Welt des Depressiven lösen Beklemmungen bis hin zu panischen Existenzängsten aus. Überhaupt sind vielerlei Befürchtungen ständige Begleiter der Depressivität: Angst vor den einfachsten, alltäglichen Anforderungen, vor dem nächsten Tag, vor der Zukunft, vor dem Leben uberhaupt; Angst vor Distanz und Nähe, vor der Einsamkeit ebenso wie vor anderen Menschen.

Weniger ausgeprägte, jedoch meist anhaltende depressive Verstimmungen werden „Dysthymie" genannt. Hier lasten Freudlosigkeit und Tristesse, Verbitterung und Unzufriedenheit, Missmut und Pessimismus, Kleinmut und Verzagtheit – die kleinen Schwestern der Melancholie – wie ein schweres Tuch auf dem Gemüt. Ihr Spektrum reicht von der nostalgischen Wehmut bis zum fatalistischen Lebensüberdruss.

Das Wesen einer Depression besteht in einer unerklärlichen Schwermut, die mit einem quälenden Empfinden von Leere, Sinnlosigkeit und Erschöpfung einhergeht.
Typische Kennzeichen sind Niedergeschlagenheit, Antriebsverlust, Ängste, Grübeleien und Müdigkeit.

Unruhe trotz Erschöpftheit

Ein Mangel an Antrieb und Energie lähmt sämtliche seelischen und körperlichen Aktivitäten. Es fehlt an Kraft und Initiative, an Ausdauer und Belastbarkeit. Tiefe Müdigkeit und ein größeres Schlafbedürfnis schränken den Radius gewohnter Tätigkeiten erheblich ein; selbst Routineaufgaben werden vernachlässigt. Fachlich spricht man von einer sog. gehemmten Depression, wenn Passivität, Gleichgültigkeit, Entschlusslosigkeit und Lethargie das Bild beherrschen.

Dessen ungeachtet klagen manche Patienten gleichzeitig über eine starke innere Unruhe, die sie hin und her treibt. Sie können kaum länger sitzen bleiben, wiederholen stereotyp und jammervoll ihre Beschwerden und Befürchtungen, klammern sich hilfesuchend an näherstehende Personen, kommen nicht zur Ruhe. Vor allem älteren Menschen kann eine ziellose Getriebenheit das Leben zur Hölle machen, erkennbar an einer quälenden Nervosität und rastlosen Erregtheit mit monoton sich wiederholenden Klagen über den scheinbar aussichtslosen Zustand, den sich die Betroffenen nicht erklären, ihn noch weniger verstehen können. Solche sog. agitierten bzw. Jammerdepressionen, die bereits vor 100 Jahren als „Hysteromelancholie" beschrieben wurden, werden leicht als hysterische Marotten verkannt.

Trotz Erschöpfung, Kraftlosigkeit und Apathie können auch Angespanntheit, Unruhe und Erregung das Krankheitsbild beherrschen.

Pseudodemenz

Die Depression als Erkrankung der ganzen Person erstreckt sich nicht nur auf die Gemütsverfassung, sondern auch auf geistig-intellektuelle Funktionen wie das Denken, Beurteilen, Vorstellen, Erinnern, Schlussfolgern und Planen. Abgesehen von Aufmerksamkeits- und Konzentrationsstörungen werden die Denkvorgänge schwerfälliger und schleppender, was an einem tonlosen, durch häufige Pausen unterbrochenen Sprechen erkennbar wird. Ebenfalls verschlechtern sich die Gedächtnisleistungen, so dass viele Patienten davon überzeugt sind, hoffnungslos an einer Demenz erkrankt zu sein oder verrückt zu werden.

In der Tat zeigen sich große Ähnlichkeiten mit den mentalen Defiziten Demenzkranker, die allerdings von den Depressiven entsprechend ihrer durch und durch negativen Sichtweise – entgegen dem zu erwartenden Verlauf – als hoffnungslos-unheilbar bewertet werden. In der Fachsprache ist von einer „Pseudodemenz" die Rede, d. h. einer nur scheinbaren, nicht echten Demenz.

Da umgekehrt Menschen in der Anfangsphase einer Demenz meistens depressiv werden, weil sie ihre Einschränkungen schmerzlich registrieren und angesichts des möglicherweise weiteren Verlaufs entmutigt mit Fatalismus und Niedergeschlagenheit reagieren, ist eine genaue diagnostische Abgrenzung umso wichtiger.

Die Gedanken Depressiver kreisen gebetsmühlenartig immer um dieselben Inhalte, meistens geht es um die eigene Wertlosigkeit, das eigene Versagen, überhaupt die Sinnlosigkeit der eigenen Existenz, ja der Menschheit und der ganzen Welt (Perseveration).

Andere Grübelzwänge, fixe Vorstellungen, die sich zu beherrschenden Wahnthemen verdichten können, können übertriebene bzw. unbegründete Sorgen um die eigene Gesundheit oder den materiellen Status sein. Sie verfestigen sich zu der festen Annahme, entgegen allen anders lautenden Belegen einem elenden Siechtum zu erliegen oder hoffnungslos zu verarmen (hypochondrischer bzw. Verarmungswahn). Manche Depressionspatienten sind davon überzeugt, alles im Leben falsch gemacht zu haben, sogar schwere, unverzeihliche Schuld auf sich geladen zu haben. Sie klagen sich an als Versager, Drückeberger und Betrüger. Wie bereits erwähnt, können sich diese Vorwürfe bis zu einer wahnhaften Gewissheit steigern, sodass die Betroffenen einer korrigierenden, dialogischen Beeinflussung von außen nicht mehr zugänglich sind. Dieser Versündigungs- bzw. Schuldwahn geht besonders häufig mit Fantasien von Sühne und Selbstbestrafung einher, auch mit der Vorstellung, dem eigenen, vermeintlich ebenso sinnlosen wie sündhaften Leben ein Ende setzen zu müssen.

**Zum einen sind die Gedanken und Vorstellungen Depressiver von
negativen Inhalten geprägt. Zum anderen machen sich Konzentra-
tions- und Gedächtnisstörungen wie bei einer Demenz bemerkbar.
Grübelzwänge können sich zu unkorrigierbaren Wahnideen in
Form von Schuld- oder Verarmungswahn ausweiten.**

Todesgedanken

Vergleicht man alle psychischen Krankheiten, so ist bei Suchtkrankhei-
ten und Depressionen die höchste Suizidquote zu verzeichnen. Sie liegt
in Deutschland bei etwa 10 pro 100.000 Einwohnern, wobei eine deutli-
che Häufung im Frühling und Frühsommer zu beobachten ist. Mindestens zehnfach größer ist die Rate der Suizidversuche. Schätzungsweise
zwei Drittel aller Selbsttötungen überhaupt entspringen einer depressiv
veränderten Blickrichtung. Der einschneidende Verlust an Leistungsfähigkeit und Lebensfreude kann durch das zerstörerische Gefühl der
Hoffnungslosigkeit und Verzweiflung ohne Aussicht auf ein Ende derart
unerträglich werden, dass als Ausweg nur noch der Freitod gesehen
wird. Während dieser Phase kann jede noch so gut gemeinte Aufmunte-
rung als Beleg für das eigene Versagen missverstanden werden, was den
Wunsch nach einer endgültigen „Erlösung" bestärkt. Glücklicherweise
mangelt es oft krankheitsbedingt an Zielstrebigkeit und Energie, um
Selbsttötungsabsichten in die Tat umzusetzen.

Seelisch stabile, widerstandsfähige Menschen verkraften anscheinend schier Unerträgliches, ohne je an eine Aufgabe des Lebens auch
nur zu denken, weniger robuste kapitulieren bereits vor geringeren
Strapazen, wobei jeder seine individuellen Stärken und Schwächen hat.
Die Fähigkeit, anhaltende Frustrationen auszuhalten, psychosoziale Belastungen zu bewältigen, alternative Lösungen zu finden und schwierige
Lebenssituationen zu meistern – Resilienz genannt – schützt vor läh-
mender Resignation und fatalistischer Verzweiflung. Eine Depression
gehört zu den seelischen Krankheiten, die allerdings auch von Natur aus
eher resiliente Personen zermürben und in den Tod treiben können. So
können sich Todeswünsche allmählich derart verfestigen, dass am Ende
ein scheinbar unbedeutender, für Außenstehende kaum wahrnehmba-
rer Anlass ausreicht, sie zu realisieren. Nicht immer ist die Selbsttötung
Depressiver von langer Hand geplant; manchmal erfolgt sie abrupt, wie
aus einem plötzlichen Impuls heraus, dem nicht widerstanden werden

kann. Manchmal werden regelrechte „Selbstmordwellen" durch Verabredungen im Internet oder als Nachahmereffekte nach öffentlichkeitswirksamen „Vorbildaktionen" ausgelöst; eine solche breite, literarische Wirkung hatten seinerzeit „Die Leiden des jungen Werther", Goethes erster Roman von 1744 über den Selbstmord eines 25-jährigen, unglücklich Verliebten.

Stets ist jedoch eine erhebliche Energie an autoaggressiver Selbstdestruktion notwendig, um einen so tief verwurzelten und starken Trieb wie den zur Selbsterhaltung zu überwinden oder zumindest zu ignorieren. Kommt es zum Selbstmordversuch, scheint selbst dieser elementare Trieb dem Druck der depressiven Bürde, die auf verhängnisvolle Weise Lebensfreude und Zuversicht eines Betroffenen auszuhöhlen vermag, nicht standzuhalten.

Biometrische Daten, die bei Suizidenten bzw. Personen mit schwerer Depression häufiger gefunden werden, weisen auf Besonderheiten der Hirnfunktion und des Hirnstoffwechsels hin – z. B. auf eine Verarmung des Botenstoffes Serotonin, einem chemischen Stimmungsregulator im Gehirn. Umgekehrt gibt es körpereigene, blutchemische und hormonelle Stoffe wie auch Medikamente, die bei ansonsten Gesunden depressive Verstimmungen hervorrufen können (s. auch folgendes Kapitel „Entstehung").

Manchmal beziehen zum Suizid entschlossene andere, meist nahestehende Personen in ihr Vorhaben ein. Immer wieder werden z. B. erweiterte Suizide – sog. Mitnahmeselbstmorde – depressiver Mütter bekannt, die ihre Kinder aus Verzweiflung mit in den Tod nehmen. Sie glauben, dass diese allein nicht zurechtkämen, keine Zukunft hätten, elend zugrunde gehen müssten. Eine unbekannte Anzahl zu Tode gekommener Personen tarnt demgegenüber ihren Suizid als Unfall oder verwischt anderweitig ihre Handlungsintentionen und -spuren.

> Merksatz
>
> **Neben Suchtkranken sind Menschen mit Depressionen durch ihre nihilistischen Vorstellungen, Selbstvorwürfe und Schuldgefühle besonders suizidgefährdet. Manchmal werden nahestehende Personen aus Verzweiflung mit in den Tod genommen.**

Körperliche Beschwerden

Vielfältige körperliche Missempfindungen, angefangen von einem undefinierbaren Unwohlsein bis hin zu vielfältigen Schmerzen bestätigen die durchgehend negative Selbsteinschätzung der eigenen Gesundheit. Außer einem unbestimmten, allgemeinen Gefühl von Kraftlosigkeit, Müdigkeit und Erschöpfung finden sich alle möglichen Organsymptome wie Kopfschmerz und Kopfdruck, Druckgefühl auf der Stirn, Augenbrennen, Schwindel und Ohrgeräusche, Übelkeit und Brechreiz, des Weiteren brennende, ziehende, bohrende oder klopfende Schmerzen im ganzen Körper, auch Juckreiz, häufig verbunden mit einer quälenden Unruhe im Brust- und Bauchbereich.

Manche verspüren dumpfe oder ziehende Schmerzen in den Gliedmaßen, im Nacken und Rücken, die beispielsweise an ein Rheumaleiden denken lassen, oder an eine andere Gelenk- oder Muskelerkrankung mit schmerzhaften Verspannungen.

Andere leiden unter Kopfdruck, verspüren ein Brennen im Mund, einen Kloß im Hals, ein schweres Gewicht auf der Brust oder einen Druck im Bauch. Auch über Schwindel, verschwommenes Sehen, Ohrensausen, Hauttrockenheit, Herzstiche, Luftnot, Übelkeit, Völlegefühl und Blasenbeschwerden wird geklagt. Es gibt kaum einen Körperteil, der nicht von irgendwelchen Beeinträchtigungen betroffen sein kann. Im Fall einer sog. somatisierten (larvierten) Depression können solche Körpermissempfindungen das Krankheitsbild derart beherrschen, dass in immer wieder neuen Anläufen bzw. mit großem Aufwand nach einer organischen Erkrankung gefahndet wird oder harmlose Befundabweichungen unkritisch als Quelle allen Übels überbewertet werden.

Selbstverständlich sind – wie eingangs gesagt – sorgfältige Untersuchungen zum Ausschluss einer körperlichen Erkrankung notwendig. Falls diese ausgeschlossen werden kann, ist an eine Depressionsvariante zu denken, bei der weitgehend körperliche Beschwerden und Schmerzen im Vordergrund stehen, und erst in zweiter Linie die klassischen psychopathologischen Symptome wie z. B. Niedergeschlagenheit, Gehemmtheit und Angstgefühl registriert werden. Man kann auch von einer „Depression ohne Depression" (fachlich: „Depressio sine depressione") sprechen. Es ist davon auszugehen, dass es sich bei vielen der Befindlichkeitsstörungen, die heutzutage auf Lebensmittelunverträglichkeit, Umweltgifte, Strahlenbelastungen, Elektrosmog oder andere, mehr oder weniger spekulative Einwirkungen zurückgeführt werden, in Wirklichkeit um verkappte, maskierte Depressionen bzw. psychosomatische (somatoforme) Störungen handelt. Trotz immer neuer „Entgiftungsbehandlungen" ist in diesen Fällen eine Besserung allenfalls als Placeboeffekt zu erwarten.

Depressionen gehen in der Regel mit Störungen im Bereich der allgemein-körperlichen, vegetativen Funktionen einher. Fast immer stellen sich hartnäckige Schlafstörungen mit häufigem nächtlichen Aufwachen ein, gefolgt von Müdigkeit über den Tag, die den Verlust an Spannkraft und Belastbarkeit verstärkt. Hinzu treten meist Appetitlosigkeit mit Gewichtsabnahme, Darmträgheit, Hauttrockenheit und Haarausfall. Mangelndes Interesse an Sexualität mit Impotenz und Orgasmusstörungen sowie ein Ausbleiben der Menstruation sind ebenfalls fast immer zu beobachtende Symptome.

Außer dem unterbrochenen, flachen Schlaf ist bisweilen eine ungewöhnliche stimmungsmäßige Tagesrhythmik zu beobachten: Nach einem Tiefpunkt in den Morgenstunden („Morgentief"), d.h. nach einem sehr frühen, frustrierenden Aufwachen mit düsteren Grübeleien und Angst vor dem neuen Tag, kann sich im Laufe des Tages die Stimmung so weit stabilisieren, dass sich am Abend wieder Gefühle von Zuversicht und Optimismus einstellen, bevor der nächste Tag mit denselben Qualen beginnt. Wahrscheinlich hängt dies mit einem destabilisierten Biorhythmus zusammen, dessen Besonderheiten noch nicht genau geklärt sind.

> **Merksatz**
>
> **Zum Krankheitsbild einer Depression gehören nicht nur psychische Beeinträchtigungen, sondern auch vielfältige körperliche Missempfindungen, Schmerzen und vegetative Funktionsstörungen.**

Depression bei Kindern

Auch Kinder und Jugendliche können an Depressionen leiden, die oft – noch häufiger als bei Erwachsenen – unerkannt bleiben. Die Erkrankungsrate wird auf ca. 5 % geschätzt; ab der Pubertät sind deutlich mehr Mädchen als Jungen betroffen.

Während der Schulzeit können neben Lern- und Konzentrationsstörungen, Erschöpfungsgefühl, Verhaltensauffälligkeiten wie Launenhaftigkeit, Missmut, Gereiztheit oder Ängste, auch Essprobleme (Gewichtszunahme!) und Selbstverletzungen Symptome einer Depression sein. Schweigsamkeit, sozialer Rückzug, Isolation, exzessives Computerspielen und Internetsucht sind häufig auf depressionsbedingte Mängel an

Selbstvertrauen und Kontaktfähigkeit zurückzuführen. Auch eine außergewöhnliche Beschäftigung mit dem Tod und Sterben, erst recht Selbstmordgedanken und Jenseitsfantasien signalisieren eine tiefgreifende depressive Verstimmung. Wie bei Erwachsenen übertrifft die Zahl männlicher Jugendlicher, die Suizid verüben, die der Mädchensuizide um das zwei- bis dreifache.

Im Vorschulalter können Daumenlutschen oder Einnässen, Schlafstörungen mit Alpträumen, Weinerlichkeit, Aggressivität, rasche Ermüdbarkeit, Spielunlust, Ängstlichkeit und Schüchternheit anzeigen, dass eine Depression vorliegt. Kleinkinder klagen eher über körperliche Beschwerden wie Bauchweh, Übelkeit oder Kopfschmerz. Bei emotional vernachlässigten, aufgrund mangelnder Mutter-Kind-Bindung nicht genügend sozial versorgten Säuglingen wurden anhaltendes Schreien und Anklammern beobachtet (sog. anaklitische Depression). Sie zeigen eine Reifebehinderung mit einer Entwicklungsverzögerung (sog. Retardierung).

> **Merksatz**
>
> **Depressionen äußern sich bei Kindern und Jugendlichen am ehesten in Verhaltensstörungen, Lernschwierigkeiten, Passivität und Verschlossenheit. Im Säuglingsalter zeigen sich Symptome eines Entwicklungsrückstandes.**

Geschlechtsunterschiede

Ob – wie immer wieder zu lesen ist – Frauen tatsächlich häufiger an einer Depression erkranken als Männer oder sich lediglich leichter darüber mitteilen und eher um professionelle Hilfe bemühen, ist eine offene Frage. Angesichts der oben erwähnten, etwa dreimal größeren Suizidrate bei Männern ist sicherlich von einem Depressionsrisiko auszugehen, das wohl nicht der üblichen Häufigkeitseinschätzung von 2:1 zugunsten der Frauen spricht. Mit anderen Worten: Bei Männern werden Depressionen wahrscheinlich seltener als behandlungsbedürftige Störung wahrgenommen und / oder behandelt, obgleich sie mindestens ebenso häufig vorkommen.

Davon abgesehen gibt es trotz aller Gemeinsamkeiten durchaus geschlechtstypische Besonderheiten bei psychischen Störungen, so auch auch bei depressiven Erkrankungen. So können sich letztere bei Männern eher in Versagensangst, Gereiztheit, Aggressivität, Sucht, in einem exzessiven Spielen oder riskanten Lebensstil äußern. Hinter der Fassade eines aktiven, aufgekratzten und draufgängerischen Erfolgsmenschen kann sich ein trauriger, einsamer oder enttäuschter Mensch verbergen, der seine innere Leere durch Betriebsamkeit und Aktionismus zu überspielen sucht. Ein (scheinbar unerklärlicher) Suizid kommt dann nur für Außenstehende überraschend.

Frauen tendieren eher zu Inaktivität und Rückzug, Hilflosigkeit und Anklammern, Grübeleien und Selbstvorwürfen, aber auch zu gereizter Verstimmtheit mit überkritischen Nörgeleien.

Als Ursachen für die unterschiedlichen Reaktionsweisen kommen zum einen rollenspezifische Prägungen und Erwartungen in Frage („Der Indianer kennt keinen Schmerz"). Zum anderen wirken sich die jeweils andersartigen, genetisch-biologisch-hormonellen Ausstattungen auf das jeweilige – typisch weibliche oder männliche – Erleben, Denken und Verhalten aus.

Merksatz

Infolge Sozialisation und aufgrund biologischer Faktoren gibt es zwischen Frauen und Männern Unterschiede im depressiven Erleben und Verhalten.

Literatur

Hell, D. (2006): Welchen Sinn macht Depression? Rowohlt, Reinbek
Payk, Th. R. (2007): Psychopathologie. 2. Aufl., Springer, Berlin
Will, H. (2008): Depression. 3. Aufl., Kohlhammer, Stuttgart

3

Untersuchungen

Jede rationale Depressionsbehandlung setzt eine exakte diagnostische Abklärung des Krankheitsbildes voraus, die sowohl gründliche körperliche wie differenzierte psychopathologische Untersuchungen umfasst. In diesem Zusammenhang sind nicht nur die Krankheitsursachen zu identifizieren, sondern auch schon die Heilungspotenziale und Ressourcen zur Selbsthilfe zu erkunden.

Das typische Bild einer Depression ist für jedermann leicht zu erkennen. Komplizierter kann die Situation bei weniger ausgeprägten Beschwerden oder den Varianten werden, wie sie vorlaufend näher beschrieben wurden. In diesen Fällen besteht die Gefahr, dass entweder die Klagen der Betroffenen nicht ernst genommen werden, wenn sich keine organische Ursache finden lässt, oder umgekehrt immer neue, aufwendigere Untersuchungen vorgenommen werden, durch die sich der Patient in seinen schlimmsten Befürchtungen bestätigt sieht. Außerdem wird – wie übrigens auch bei anderen psychischen Störungen mit begleitenden Körpersymptomen, z. B. Angstkrankheiten – hierdurch die fachlich angezeigte, wirksame Behandlung verschleppt, was nicht nur eine unnötige Verlängerung der Leiden bedeutet, sondern oft auch eine Chronifizierung, eine Art Verfestigung mit folgenschweren, fatalen Auswirkungen im privaten und beruflichen Lebensbereich nach sich zieht.

In der Regel führt der erste Weg eines Betroffenen, der sich nicht mehr so gesund und leistungsfähig wie gewohnt fühlt, zum Hausarzt. Da depressive Patienten sich ihres vermeintlichen „Versagens" schämen und sich Vorwürfe machen, müssen sie oft von Angehörigen oder Bekannten bedrängt, manchmal von Arbeitgebern oder Berufskollegen sogar regelrecht genötigt werden, überhaupt Rat und Hilfe zu suchen. Der Hausarzt wird sich einen vorläufigen Eindruck verschaffen und mit seinem Patienten das weitere Vorgehen besprechen: Bestätigt sich seine Vermutung einer Depression, wird er die Weichen für eine weiterführende, fachgerechte Diagnostik und Therapie stellen.

Jede spürbarere, erst recht anhaltende depressive Störung bedarf einer psychiatrischen bzw. psychologischen Abklärung. Es geht dabei um deren genauere Identifizierung, um die Abgrenzung zu anderen psychischen Erkrankungen und um die Aufdeckung der Ursachen, zumindest ihrer vermutlichen Entstehungsbedingungen. Dies erfordert stets auch eine gründliche körperliche Untersuchung, um einen organischen Ursprung auszuschließen.

Körperliche Untersuchungen

Viele Körperkrankheiten, vor allem hormonelle Erkrankungen oder Stoffwechselstörungen, Krebsleiden, chronische Infektionen oder bestimmte Medikamente, erst recht Krankheiten des Zentralnervensystems, können Symptome hervorrufen, die denen einer Depression gleichen: u. a. Appetitlosigkeit, Gewichtsverlust, Übelkeit, Mundtrockenheit, Müdigkeit, Schweißausbrüche, Schmerzen, Benommenheit und Schlafstörungen. Die Betroffenen fühlen sich oft allgemein erschöpft und kraftlos, der Blutdruck ist erniedrigt, der Puls meist verlangsamt, die Haut blass. Die Stimmung ist gedrückt.

Notwendig ist daher immer eine gründliche körperliche Basisdiagnostik einschließlich Messung des Blutdrucks, außerdem ein EKG sowie Blutanalysen, die als Standardprogramm die Laborwerte für Blutzucker, Blutfette, Elektrolyte und Eisen, Vitamin B 12, Folsäure, Schilddrüsen-, Nieren- und Leberfunktion, Rheumafaktoren sowie ein detailliertes Blutbild (sog. Differenzialblutbild) umfassen. Sollten sich Hinweise auf eine organische Nervenkrankheit ergeben, ist eine exakte fachneurologische Abklärung erforderlich, die meist eine Ableitung der Hirnströme (Elektroenzephalografie – kurz: EEG) und eine Röntgenschichtuntersuchung (Computertomografie – kurz: CT) des Kopfes einschließt. Nur selten wird eine Untersuchung des Nervenwassers (Liquor) durch eine Punktion des Rückenmarkkanals im Bereich der Lendenwirbelsäule erforderlich sein, um einen entzündlichen oder degenerativen Prozess im Gehirn auszuschließen.

Sind diesbezüglich keine Anomalien oder Risikofaktoren auszumachen, die mit einer Depression einhergehen oder sie unterhalten könnten, richten sich die Untersuchungen zum einen genauer auf das aktuelle Beschwerdebild, zum anderen auf dessen Vorgeschichte und Entstehung. In der psychiatrischen Sprechstunde gilt der geschulte psychologische Blick zunächst einzelnen geistig-seelischen Bereichen des Patienten, wie z. B. Wahrnehmung und Gefühlswelt, Denkvorgänge und Gedächtnisleistungen oder Fantasien und Vorstellungen, deren Beeinträchtigungen die Annahme einer Depression als behandlungsbedürftige, psychische Störung rechtfertigen. Längst nicht jede Verstimmung oder nachvollziehbare Trauer ist gleichbedeutend mit einer Depression.

> **Merksatz**
>
> **Bei jedem depressiven Krankheitsbild ist durch eine allgemeinkörperliche und internistische, ggf. auch neurologische Durchuntersuchung einschließlich Labordiagnostik zu überprüfen, ob sich möglicherweise dahinter ein organisches Leiden verbirgt.**

Untersuchungsgespräch / Exploration

> **Definition**
>
> **Unter Exploration versteht man ein vertieftes, längeres psychodiagnostisches Gespräch zur genaueren Einschätzung, ob und in welchem Ausmaß eine Depression vorliegt. Es ist Dreh- und Angelpunkt der klinischen Diagnostik und sollte ohne Zeitdruck in einer entspannten und verständnisvollen Atmosphäre stattfinden.**

Hier wird – wenn erste Ängste abgebaut sind – nicht nur die gesundheitliche Situation in allen Richtungen erkundet, sondern auch die Basis für eine tragfähige therapeutische Beziehung geschaffen. Die Möglichkeit, sich endlich aussprechen zu können, sich endlich jemandem vorbehaltlos anvertrauen zu können, trägt oft schon zur Erleichterung bei. Dies gilt auch für den Fall einer Klinikaufnahme, die bei schwerer Depressivität und erst recht bei suizidalen Anzeichen einer ambulanten Behandlung vorgezogen werden sollte.

Ein solches Erstinterview, eine strukturierte Bestandsaufnahme ohne dogmatisch-starre Abfolge, geführt von einer beruflich erfahrenen Person, kann – abhängig von der aktuellen Belastbarkeit des Patienten – zwischen zehn Minuten und einer Stunde dauern. Sollte die Zeit nicht ausreichen oder der Patient sich bedrängt fühlen, ist kurzfristig ein weiterer Untersuchungstermin anzubieten. Patienten, die (noch) nicht zu sprechen bereit sind, sollten nicht bedrängt werden, aber das Gefühl vermittelt bekommen, dass Interesse und Anteilnahme des Untersuchers echt und beharrlich sind.

Zunächst gilt dessen Augenmerk den mehr oder weniger systematischen Schilderungen des Patienten über seine derzeitige Befindlichkeit, seine allgemeine Gemütsverfassung und Stimmungslage, seine Spannkraft und Ausdauer, sein momentanes Lebensgefühl und Leistungsvermögen. Was ist am schlimmsten? Was quält am meisten? Es folgen üblicherweise Fragen nach der Vorgeschichte (sog. Anamnese) bzw. nach Veränderungen gegenüber früher: Was hat wann und in welcher Form begonnen? Wie hat alles angefangen?

Wichtig sind Hinweise auf grundlose Bedrücktheit und Niedergeschlagenheit, auf bis dahin unbekannte Gefühle von Pessimismus, Hoffnungslosigkeit und Verzweiflung, auf eine unerklärliche Abnahme an Antrieb, Interessen und Aktivitäten. Geachtet wird auf Konzentrationsmängel, Unaufmerksamkeit und Beeinträchtigungen der Gedächtnisleistungen. In welchem Maß ist der Patient in der Lage, Inhalte aufzufassen, zu begreifen und zu verstehen? Kann er sich selbst realistisch einschätzen? Ist er umsichtig, mental flexibel und in der Lage, sinnvoll zu planen?

Die meisten Patienten leiden unter Grübeleien, unter permanent wie ein Mühlrad im Kreis laufenden, unsinnigen Befürchtungen, von denen sie sich nicht lösen können und gegen die sie sich nicht wehren können. Aufmerksam wird daher nach möglicherweise penetrant beherrschenden Gedanken und Vorstellungen gefragt, vor allem, wenn sie sich als durchgehend negativ, d. h. pessimistisch, mutlos, verzagt, trübsinnig oder gar lebensverneinend präsentieren. Das Empfinden eines selbstverschuldeten Versagens, die abwertende Selbsteinschätzung, sich vielleicht aus Bequemlichkeit oder Faulheit nicht genügend angestrengt zu haben, die eigenen Pflichten fahrlässig versäumt zu haben, kombiniert mit der Überzeugung, andere Menschen diesbezüglich getäuscht und betrogen zu haben, führt häufig zu quälenden Selbstanklagen. Gibt es gar Todesgedanken, hartnäckig sich aufdrängende Wünsche, dem Leben ein Ende zu setzen?

Merksatz

In einem ausführlichen Untersuchungsgespräch (Exploration) soll der Patient Gelegenheit haben, seine Beschwerden und Beschwernisse vorbehaltlos mitzuteilen. Dem Untersucher obliegt dabei, deren Ausmaß und Intensität zu erkunden und einzuschätzen, um so die Weichen für weiterführende Maßnahmen stellen zu können.

Suizidrisiko

Herbe Enttäuschungen, massive Kränkungen und schwere Misserfolge, die ein ohnmächtiges Scheitern offenbaren, können mit einer Selbstabwertung bis hin zu zerstörerischem Selbsthass einhergehen. Letztere sind dann meist die treibenden Kräfte für Selbsttötungsfantasien und schließlich konkrete Vorstellungen über Ort, Art und Ablauf eines Suizids.

Manchmal äußern die Betroffenen absurde Selbstvorwürfe mit nicht nachvollziehbaren Schuldgefühlen, irreale Vorstellungen, von denen sie trotz aller Gegenargumente und gegenteiliger Beweise nicht abzubringen sind. In diesem Zusammenhang werden auf beharrliches Nachfragen hin – öfter als auf den ersten Blick vermutet – lebensmüde Gedanken geäußert, manchmal sogar konkrete Überlegungen offengelegt, wie und wo das Leben durch eigene Hand am sichersten beendet werden kann.

Während Frauen dazu tendieren, (verordnete!) Tabletten zu horten und sich mit einer Überdosis das Leben zu nehmen, bevorzugen Männer eher „härtere" Suizidmethoden, wie z. B. Erhängen, oder führen vorsätzlich schwere Autounfälle herbei, deren tödlicher Ausgang einkalkuliert wird. Insgesamt begehen Männer zwei bis drei Mal häufiger Suizid als Frauen.

Der Untersucher muss das Thema „Selbstmordgedanken" ansprechen und schon beim leistesten Verdacht alle diesbezüglichen, lebensverneinenden Absichten und Pläne genau erfragen und bewerten, um das Suizidrisiko einschätzen bzw. gegebenenfalls Vorsorge gegen selbstzerstörerische Handlungen treffen zu können (s. a. voriges Kapitel).

Suizidale Anzeichen sind Hinweise auf Resignation, Hoffnungslosigkeit und Rückzug, zunehmende Todesfantasien, erst recht Tötungsvorbereitungen wie z. B. das Sammeln von Tabletten bei konkreteren Vorstellungen über Zeit und Ort der Selbsttötung, manchmal versteckte Verabschiedungsrituale bzw. ein Abschiedsbrief, selten ein Testament.

Entsprechende Fragen, die ohne jede moralisierende Vorhaltung, taktvoll und behutsam, aber auch offen und sorgfältig zu erörtern sind, erstrecken sich im Erstgespräch etwa auf folgende Bereiche:

- lebensmüde Gedanken, Selbstvernichtungsfantasien, Todeswünsche,
- Vorstellungen über die Art eines geplanten Suizids,
- evtl. frühere lebensmüde Gedanken und Suizidversuche,
- aktuelle soziale Situation, private und berufliche Lebensumstände,
- Dauer und Schwere der jetzigen Depression,

- (chronische) körperliche Krankheiten,
- Alkohol-, Medikamenten-, Drogenkonsum.

Besonders selbstmordgefährdet sind chronisch Kranke, vereinsamte ältere Männer sowie jüngere, überforderte Frauen in krisenhaften Lebenssituationen. Bei Jugendlichen ist der Suizid die zweithäufigste Todesursache.

Merksatz

Stets ist auf Anzeichen von Lebensmüdigkeit zu achten. Schon bei geringsten Hinweisen ist es notwendig, durch gezielte Fragen abzuklären, ob der Patient suizidale Vorstellungen und Pläne hat.

Ausdrucksverhalten

Bei gehemmten oder verschlossenen Menschen lassen Mimik, Gestik und Körperhaltung als nichtsprachliche, authentische Kommunikationswege mehr verlässliche Rückschlüsse über deren Befinden zu als ein dürftiger sprachlicher Austausch, erst recht, wenn auf Befragen gezielt der Eindruck seelischer Gesundheit vermittelt wird.

Korrespondierend mit der inneren Befindlichkeit zeigen auch Ausdruck und Verhalten depressiver Patienten meist unübersehbar krankheitstypische Auffälligkeiten.

Infolge einer Minderung der Antriebsenergie wirken die Bewegungen matt, verlangsamt und schwerfällig, der Händedruck unschlüssigkraftlos. Während der Exploration sitzt der Patient zusammengesunken vor dem Untersucher, mit hängenden Schultern, den Kopf gesenkt. Ein Blickkontakt kommt kaum zustande. Der Gesichtsausdruck erscheint wenig lebhaft; die Haut ist schlaff und trocken, die Augenlider wirken müde; oft sind herabgesunkene Mundwinkel und Sorgenfalten auf der Stirn zu beobachten.

Verändert ist auch die Art und Weise zu sprechen – Phonik genannt. Die Sprache ist leise, monoton, tonlos, stockend und belegt, oder heiser und manchmal derart undeutlich, dass Mitgeteiltes kaum verstanden wird. Das Sprechen kostet erkennbar Kraft, bisweilen versagt die Stimme, ein angefangener Satz wird nicht oder mit einem Aufseufzen be endet. Der Patient ist klagsam bis zur Weinerlichkeit, dabei abwesend und zerstreut, manchmal sogar konfus. Seine Mitteilungen sind daher dürftig und lückenhaft, wenig informativ.

Sind innere Unruhe und Getriebenheit vorherrschend, fallen eine angespannte, verkrampfte Mimik und eine ständige, allgemeine Bewegungsunruhe auf, die mit einem Nesteln der Hände und Gestikulieren einhergehen. Es fällt dem Patienten schwer, länger sitzen zu bleiben; er steht immer wieder auf, geht einige Schritte nervös hin und her, ehe er wieder für kurze Zeit Platz nimmt. Beruhigende, ermutigende Antworten auf ängstlich wiederholte Fragen nach Hilfe und Besserung bleiben ohne nachhaltige Resonanz, da er sich nicht von seinen zwanghaften Befürchtungen lösen kann.

Im Fall einer weniger intensiv ausgeprägten Depressivität sind diese äußeren Anzeichen allerdings weniger deutlich erkennbar, vor allem, wenn der Betroffene sich „zusammenreißt" und, aus Scham oder Stolz, seine nihilistischen Vorstellungen und freudlosen Gedanken durch eine bemüht sachlich-emotionslose Sprache zu überspielen sucht, zumal wenn dies von einem gleichgültig-unbewegten Gesichtsausdruck begleitet wird. Manchmal verbirgt sich hinter einem bewusst forschen Auftreten und einem aufgesetzt wurstigen Gebaren gar eine tiefe Traurigkeit.

> **Merksatz**
>
> **Die Untersuchung Depressiver erfasst innerhalb der Gesprächssituation auch deren Ausdrucksverhalten. Diesbezüglich typische Merkmale der Mimik, Gestik und Phonik sind – weil weniger bewusst kontrolliert – oft authentischer als sprachliche Mitteilungen.**

Fremdangaben / Fremdanamnese

Die ausführliche psychiatrisch-psychologische Untersuchung umfasst des Weiteren – eventuell in wiederholten Sitzungen – genauere Erkundigungen nach dem Beginn der Erkrankung, ihrem bisherigen Verlauf und eventuell ähnlichen, früheren Krankheitsepisoden. Informationen seitens Dritter sind – mit Einverständnis des Patienten – willkommen, ja unentbehrlich, da es dem Betroffenen meist selbst an der notwendigen Distanz zu einer objektiven Wiedergabe mangelt. Wann zeigten sich die ersten Veränderungen? Was hat sich zuerst bemerkbar gemacht? Wie haben sich die anfänglichen Beeinträchtigungen ausgewirkt, und wie waren die Reaktionen? sind beispielsweise wegweisende Fragen an Angehörige oder andere Bezugspersonen, die mit dem Patienten zusammenleben und seine Gewohnheiten und Vorlieben gut kennen.

Gleichzeitig wird versucht, möglichen Entstehungsursachen nachzugehen, die als Auslöser infrage kommen: besondere Lebensereignisse, biografische Einschnitte, soziale Umbrüche, private und / oder berufliche Konfliktsituationen. Bei Kindern und Jugendlichen spielen im Zusammenhang mit depressiven Störungen vor allem ein ungünstiges Familienklima, problematische sozioökonomische Verhältnisse und unzureichende Wohnbedingungen, Gewalterfahrungen und Trennungen, Umzüge und Schulwechsel eine wichtige Rolle.

Allerdings können – worauf schon hingewiesen wurde – nicht nur belastende Stresseinwirkungen wie Überforderung, Verlusterlebnisse, Unfälle, Enttäuschungen oder Kränkungen Depressionen auslösen, sondern auch erfreuliche Ereignisse – beispielsweise eine neue Lebenssituation, eine Hochzeit, die Geburt eines Kindes, eine erfolgreiche Bewerbung, eine Beförderung oder ein unerwarteter Erfolg. Sehr hilfreich sind auch hier zusätzliche Angaben durch Lebenspartner, enge Freunde oder Bekannte, um mögliche Veränderungen gegenüber dem Gesundheitszustand vor der Erkrankung objektiver und präziser einschätzen zu können. Hierdurch wird zudem vermieden, dass unrealistische Therapieziele formuliert und überzogene Erwartungen geweckt werden. Bei Kindern und unmündigen Jugendlichen ist es ohnehin unerlässlich, die Eltern bzw. Erziehungsberechtigten hinzuzuziehen.

Unprofessionell ist allerdings ein Informationsaustausch hinter dem Rücken des Patienten, erst recht in Form sehr vertraulicher, persönlichintimer Äußerungen. Ausnahmen sind nur dann gegeben, wenn von ihm selbst keine sinnvollen Angaben erhältlich sind oder ein Suizid geplant ist. Ansonsten gilt stets das Gebot der Schweigepflicht, es sei denn, der Patient hat den Untersucher ausdrücklich davon entbunden.

> **Merksatz**
>
> **Mit Hilfe ergänzender, „objektiver" Informationen über Beginn und Verlauf einer Depression von Personen aus dem unmittelbaren Umfeld des Patienten kann die Diagnostik vervollständigt werden.**

Dauer und Schwere

Laut dem Manual der Internationalen Klassifikation psychischer Störungen der WHO (ICD-10–R) werden im Abschnitt V depressive Erkrankungen sowohl der Kategorie affektiver Störungen (Lat.: affectus = Gemütsverfassung) als auch der Untergruppe Anpassungs- und Belastungsstörungen aus der Kategorie neurotische Störungen zugeordnet (Kap. F 3 bzw. Kap. F 4). Während bezüglich ersterer eher anlagebedingte, konstitutionelle Ursachen angenommen werden, wofür früher der Begriff endogen (gr.: von innen, im Körper selbst entstanden) verwendet wurde, werden letztere als Reaktionen auf äußere, belastende Einwirkungen aufgefasst (weswegen auch die Bezeichnung reaktive Depression gebräuchlich war). Trotz ähnlicher Symptome sind die Entstehungsbedingungen unterschiedlich (s. a. folgendes Kapitel).

Wenn nach gründlicher Untersuchung eine Depression festgestellt wurde, ist es wichtig, den Schweregrad der Erkrankung, gemessen an Intensität und Ausmaß der berichteten und beobachteten Beschwerden und Einschränkungen, zu beurteilen. Der Therapeut muss sich ein ungefähres Bild davon machen können, mit welchen Besonderheiten er zu rechnen hat und welche prognostische Einschätzung am ehesten zutrifft.

So kann laut WHO-Manual bei depressiven Episoden im Verlauf einer affektiven Erkrankung (F 3) anhand folgender Merkmale zwischen leichten, mittelgradigen und schweren Ausprägungen unterschieden werden:

Definition

Eine leichte Depression ist demnach gekennzeichnet durch Niedergeschlagenheit, Verlust an Interesse oder Freude und erhöhte Ermüdbarkeit, die mindestens zwei Wochen anhalten. Der Betroffene leidet unter diesen Symptomen und hat Schwierigkeiten, seine normale Berufstätigkeit und sozialen Aktivitäten fortzusetzen, gibt sie aber nicht vollständig auf. Die leichte Depression ist am ehesten einer sog. Dysthymia im Sinne einer Anpassungsstörung bzw. neurotischen Depression zuzuordnen.

Bei einer mittelgradigen Depression ist ein breiteres Spektrum von Beschwerden vorhanden: außer den oben genannten kommen noch drei bis vier weitere Symptome hinzu, die auch hier mindestens zwei Wochen vorliegen müssen. In diesem Fall kann der Betroffene nur unter erheblichen Schwierigkeiten seine sozialen, häuslichen und beruflichen Aktivitäten fortsetzen.

Im Fall einer schweren Depression leidet der Betroffene meist unter erheblicher Gehemmtheit, Verzweiflung oder Agitiertheit. Vorherrschend sind ein Verlust des Selbstwertgefühls, Gefühle von Nutzlosigkeit oder Schuld, in besonders schweren Fällen besteht ein deutliches Suizidrisiko. Körperliche Begleiterscheinungen sind fast immer vorhanden. Soziale, häusliche und berufliche Aktivitäten können nur noch höchstens teilweise oder sehr begrenzt fortgeführt werden.

Eine schwere depressive Episode kann mit psychotischen Symptomen in Form von Wahnideen, Halluzinationen oder Erstarrung (Stupor) einhergehen. Der Wahn schließt gewöhnlich Ideen der Versündigung, der Verarmung oder einer bevorstehenden Katastrophe ein, für die sich der Betroffene verantwortlich fühlen kann. Die akustischen Halluzinationen bestehen meistens aus diffamierenden oder anklagenden Stimmen; Geruchshalluzinationen beziehen sich auf Fäulnis oder verwesendes Fleisch. Eine schwere psychomotorische Hemmung kann sich bis zum Stupor steigern.

Treten wiederholt depressive Episoden auf, handelt es sich laut ICD um eine sog. rezidivierende depressive Störung. Zwischenzeitlich können zwar in leichter Form kurze Episoden von gehobener Stimmung und Aktivität (Hypomanie) auftreten, die sich jedoch von der Ausprägung und Intensität bei der sog. bipolaren Störung deutlich unterscheiden. Einzelne depressive Episoden können zwischen drei und 12 Monaten dauern, wobei sich mit der Anzahl von Rückfällen eine Tendenz zu einer Chronifizierung zeigt. Auch hier wird unterschieden zwischen leichten, mittelgradigen und schweren Formen.

Ebenfalls in der ICD ist die sog. Zyklothymia beschrieben, eine chronisch-depressive Verstimmung in leichterer Form. Die Betroffenen sind – oft monatelang – müde und deprimiert, grübeln, fühlen sich leistungsunfähig und haben Schlafstörungen, sind jedoch in der Regel den wesentlichen Anforderungen des täglichen Lebens gewachsen. Zwischenzeitlich sind tage- oder wochenlange Perioden mit gutem Befinden zu verzeichnen.

Hinsichtlich der depressiven Krankheitsbilder als Reaktion auf schwere Belastungen – neurotische Störungen – werden im Manual der WHO (F 4) ebenfalls Unterscheidungen getroffen: In Abhängigkeit von der Schwere und Dauer einer seelischen Krise werden akute Belastungsreaktionen, posttraumatische Belastungsstörungen und Anpassungsstörungen voneinander abgegrenzt. Letztere können sowohl als kurze depressive Reaktion mit höchstens einmonatiger Dauer oder als längere depressive Reaktion mit einer Dauer bis zu zwei Jahren klassifiziert werden.

Merksatz

Laut Klassifikation der WHO (ICD-10) werden – je nach Entstehungshintergründen – Depressionen sowohl den affektiven Störungen als auch den neurotischen Störungen zugeordnet. Außerdem werden verschiedene Schweregrade in Abhängigkeit von Intensität, Anzahl und Dauer bestimmter Symptome unterschieden.

Testverfahren

Zur genaueren Erfassung des Schweregrades und des Profils einer de-pressiven Symptomatik können psychologische Testverfahren herange-zogen werden, die als Ergänzung zur klinisch-psychopathologischen Standarddiagnostik in Form von Exploration und Verhaltensbeobach-tung entwickelt wurden. Es handelt sich dabei meistens um geeichte Fragebögen zur Selbsteinschätzung des Betroffenen oder zur Fremdbe-urteilung durch den Untersucher. Die ermittelten Punktzahlen bzw. er-rechneten Ergebnisse sollen in erster Linie Hinweise auf den Grad der Störung geben; über deren Art und Ursachen sind keine verlässlichen Hinweise zu gewinnen. Gebräuchlich sind beispielsweise der Beck-Test oder die sog. Hamilton-Depressions-Skala.

Während es sich bei Ersterem um ein Inventar mit 21 Aussagen zur (abgestuften) Selbstbeurteilung des eigenen Befindens handelt, werden in der Hamilton-Skala (HAMD-21) Fremdbeurteilungen einer Depres-sivität getroffen, ebenfalls sowohl abgestuft als auch hinsichtlich 21 Kate-gorien.

Beispiele aus dem Beck-Depressions-Inventar(BDI):

0 Ich bin nicht traurig.
1 Ich bin traurig.
2 Ich bin die ganze Zeit traurig und komme nicht davon los.
3 Ich bin so traurig oder unglücklich, dass ich es kaum noch ertrage.

0 Ich sehe nicht besonders mutlos in die Zukunft.
1 Ich sehe mutlos in die Zukunft.
2 Ich habe nichts, worauf ich mich freuen kann.
3 Ich habe das Gefühl, dass die zukunft hoffnungslos ist, und dass die Situation nicht besser werden kann.

Beispiele aus der Hamilton-Depressions-Skala (HAMD-21):

1. **Depressive Stimmung** (Gefühl der Traurigkeit, Hoffnungslosig-keit, Hilflosigkeit, Wertlosigkeit)

Keine	0
Nur auf Befragen geäußert	1
Vom Patienten spontan geäußert	2

Aus dem Verhalten zu erkennen 3
(z. B. Gesichtsausdruck, Körperhaltung,
Stimme, Neigung zum Weinen)
Patient drückt FAST AUSSCHLIESSLICH 4
Diese Gefühlszustände in deiner Verbalen
und nicht verbalen Kommunikationa aus

2. Schuldgefühle

Keine 0
Selbstvorwürfe, glaubt Mitmenschen 1
enttäuscht zu haben
Schuldgefühle oder Grübeln über frühere 2
Fehler und Sünden
Jetzige Krankheit wird als Strafe gewertet, 3
Versündigungswahn
Anklagende oder bedrohende akustische 4
oder optische Halluzinationen

Für juvenile Depressionen sind Kinder- und Jugendpsychiater bzw.
-psychotherapeuten zuständig. Auch hier gibt es spezielle Untersu-
chungs- und Testverfahren; unumgänglich sind die Angaben der Eltern
bzw. nächsten Bezugspersonen, die ohnehin meist in das therapeutische
Setting einbezogen werden müssen.

Merksatz

**Spezielle psychologische Testverfahren vermögen den klinischen
Befund zu ergänzen, indem sie nähere Informationen zum Schweregrad und zur Ausgestaltung einer Depression liefern.**

Literatur

Paulitsch, K. (2009): Grundlagen der ICD-Diagnostik. UTB, Stuttgart
Tembler, S. (2010): Diagnostik und Verlauf depressiver Störungen. SVH-Verlag,
Saarbrücken
Wolfersdorf, M. (2002): Depression verstehen und bewältigen. Springer, Berlin

4

Entstehung

Genetische Faktoren und äußere Einwirkungen führen – in jeweils unterschiedlich ausgeprägten Anteilen – zum Krankheitsbild einer Depression, wobei letztere umso krankheitsauslösender sind, je stärker die Veranlagung ist. Bis heute am wenigsten geklärt sind die Verlaufseigentümlichkeiten manisch-depressiver Erkrankungen.

Veranlagung und Disposition

Auch wenn die große Bedeutung äußerer Ereignisse auf Empfinden und Erleben berücksichtigt wird, spielt bei der Entstehung einer Depression zweifellos die individuelle Veranlagung eine wichtige Rolle. Konstitutionelle Faktoren bedingen – neben früh geprägten, dispositionellen Einwirkungen, von denen weiter unten noch die Rede sein wird – ein lebenslang bleibendes, erhöhtes Krankheitsrisiko.

> **Merksatz**
>
> **Vereinfacht ist vorab festzuhalten: Je weniger eine Depression auf psychologische bzw. psychosoziale Geschehnisse zurückgeführt werden kann, desto eher sind anlagebedingte Ursachen anzunehmen.**

Letztere erklären beispielsweise am plausibelsten die bisweilen innerhalb weniger Tage anlaufenden, scheinbar unbegründeten, aber dennoch oft sehr schweren depressiven Episoden aus der Gruppe der affektiven Störungen (s. voriges Kap.). Noch weniger aus äußeren Einflüssen ableitbar sind die sonderbaren, manchmal nicht nachvollziehbar abrupten Wechsel zwischen tiefer Niedergeschlagenheit und grundloser Euphorie oder umgekehrt, die einer manisch-depressiven (bipolaren) Erkrankung eigen sind.

Trotz aller Kritik an einer Überbewertung statistischer Angaben sind folgende Daten bedenkenswert: Die Wahrscheinlichkeit, im Laufe des Lebens an einer – wie auch immer gearteten – Depression zu erkranken, liegt in den Industrieländern nach grober Schätzung bei Erwachsenen um 15–20 %. Das Auftreten einer solchen Krankheit in der Blutsverwandschaft verdoppelt das Risiko.

Die Veranlagung zu sich wiederholenden depressiven Lebensphasen bzw. depressiven Episoden (sog. unipolare Depression – „major depression"), unter denen etwa 0,5 bis 1 % der männlichen und 1 bis 2 % der weiblichen Bevölkerung leiden, ist deutlicher eingrenzbar. So ist das Risiko für Kinder auf ca. 30–40 % erhöht, wenn beide Eltern an einer Depression erkrankt sind, und immer noch auf 10–15 %, wenn ein Elternteil krank ist. Bei eineiigen Zwillingen beträgt die wechselseitige Erkrankungswahrscheinlichkeit 40 %, bei zweieiigen 20 %.

Noch höher ist das Erkrankungsrisiko bei den manisch-depressiven Erkrankungen (sog. bipolaren affektiven Störungen) zu veranschlagen, bei denen neben depressiven Phasen auch Episoden gesteigerter Aktivität und unnatürlich gehobener Stimmung auftreten können – sozusagen das spiegelbildliche Gegenstück der Depression. In diesen Fällen liegt das Erkrankungsrisiko bei etwa 50–60 %, wenn beide Eltern erkrankt sind, und bei 15–20 %, wenn ein Elternteil darunter leidet.

Nach Schätzungen des Bundesgesundheitsministeriums haben – bei hoher Dunkelziffer – ca. mindestens 10 Millionen Deutsche bis zum 65. Lebensjahr eine Depression durchgemacht. Nach der Adoleszenz nimmt das Erkrankungsrisiko, das vor der Pubertät bei Jungen überwiegt, für das weibliche Geschlecht stetig zu, sodass Frauen im Laufe des Lebens doppelt so häufig wie Männer betroffen sind bzw. zumindest doppelt so häufig deswegen in Behandlung kommen: ca. 10–20 gegenüber 5–10 %. Dies mag zum einen daran liegen, dass Frauen offener als Männer mit seelischen Problemen umgehen und unvoreingenommener therapeutische Einrichtungen aufsuchen. Auf der anderen Seite sind sie ab der Pubertät stärkeren Hormonschwankungen ausgesetzt, insbesondere vor der Menstruation, während der Schwangerschaft und nach einer Geburt sowie zu Beginn der Menopause, was ebenfalls Auswirkungen auf die Befindlichkeit in Form von Stimmungslabilität, Niedergeschlagenheit, Gereiztheit, Desinteresse, Konzentrationsminderung oder Müdigkeit haben kann (s. a. Kap. 3).

Angesichts der Mannigfaltigkeit depressiver Krankheitszeichen und Erkrankungsabläufe ist es naheliegend, nicht nur eine Entstehungsursache anzunehmen. Vielmehr ist grundsätzlich von einer Kombination verschiedener Einwirkungen auszugehen. Dieser Mehrgleisigkeit sollen das sog. bio-psycho-soziale bzw. Diathese-Stress-Modell (Gr.: Diathese = Bereitschaft, Veranlagung) einer Krankheitsentstehung Rechnung tragen, das von einem Zusammenwirken genetischer Programme, früh entstandener dispositioneller Prägungen und späterer Lebensumstände ausgeht. Die einzelnen Faktoren werden allerdings in unterschiedlicher Stärke und Ausrichtung wirksam, so dass ein weitgefächertes Erkrankungsspektrum existiert, das von der affektiven Störung in Form einer depressiven Episode bis zur Anpassungsstörung im Sinne einer depressiven Neurose reicht (s. a. voriges Kap.). So wie es nicht nur eine Form von Depression gibt, gibt es auch nicht – wie im Übrigen bei allen anderen psychischen Erkrankungen – die eine, alles erklärende Voraussetzung.

Somit wird eine klare Grenzziehung zwischen quasi unveränderlicher, genetisch festgelegter Veranlagung und früh geprägter, dispositioneller Empfänglichkeit für eine depressive Erkrankung deren mehrgleisiger, komplexer Entstehung nicht gerecht. Außer den genannten genetischen Faktoren sind wahrscheinlich psychotraumatisierende Erlebnisse während der ersten Lebensmonate und -jahre – z. B. eine fehlende oder gestörte Mutter-Kind-Beziehung mit emotionaler Vernachlässigung, offener oder versteckter Ablehnung, mangelnder Anerkennung, fehlender Unterstützung, ängstigender Trennung u. ä. – für eine Prägung depressiver Reaktionsmuster verantwortlich. Sie schädigen vermutlich durch eine erhöhte Ausschüttung von kindlichen Stresshormonen direkt die normale Entwicklung und Verschaltung von Nervenzellen zu den komplizierten neuronalen Netzwerken im heranreifenden Gehirn, die u. a. zu einer adäquaten Steuerung der Gefühle (sog. Affektregulation) notwendig sind. Indirekt wirken sich psychische Belastungen der Mutter während der Schwangerschaft, die mit verstärkten bzw. wiederholten Kortisolschüben einhergehen, offenbar ebenfalls ungünstig auf das Hirnwachstum des Ungeborenen mit dem Ergebnis eines bleibenden, dispositionellen Erkrankungsrisikos aus. Noch unklar ist dabei die Rolle weiterer epigenetischer Faktoren, d. h. solcher Einwirkungen, die genetisch vorgegebene „Programme" aktivieren oder deaktivieren können.

Trotz hoher Regenerationsfähigkeit des Zentralnervensystems mit enormer Fähigkeit zur Anpassung (Plastizität) gleichen spätere positive Lebenserfahrungen die möglicherweise daraus resultierenden seelischen Beeinträchtigungen – so z. B. eine Neigung zur Depression – meist nur begrenzt aus. Je nach erworbener Stabilität des eventuell „nachgereiften" Nervensystems können mehr oder weniger hartnäckige und / oder heftige emotionale Belastungen somit das spätere Auftreten einer anhaltenden Depressivität begünstigen.

Bezüglich sämtlicher Depressionsarten und -formen ist von einem Erkrankungsrisiko um 15–20 % auszugehen. Für die verschiedenen Schweregrade und Verlaufsformen einer Depression sind vermutlich unterschiedliche genetische Faktoren und frühe Prägungen verantwortlich: Vorgeburtliche und frühkindlich schädigende Einwirkungen auf die Hirnreifung bedingen eine bleibende Schwäche der stimmungsregulierenden neuronalen Netzwerke.

Hirnfunktionen

Bei jeder Form von Depression scheinen Anomalien des Hirnstoffwechsels vorzuliegen. Verändert sind vor allem Produktion und Transport der üblicherweise ausbalancierten chemischen Überträgersubstanzen bzw. Botenstoffe (sog. Neurotransmitter) Noradrenalin und Serotonin oder ihrer Vorstufen, die hauptsächlich an der Ausgestaltung und Steuerung der Gefühlswelt beteiligt sind. Vor allem bei sog. unipolaren (monopolaren) Depressionen besteht offensichtlich ein Defizit des Botenstoffes Serotonin, der die Signalübertragung zwischen den Nervenzellen sicherstellt. Zu den neurochemischen Stimmungsregulatoren gehören außerdem Dopamin, körpereigene Opioide, die wie Opiatdrogen schmerzdämpfend und stimmungsverbessernd wirken, und Gamma-Aminobuttersäure, die eine beruhigende und angstreduzierende Wirkung hat. Ihr Zusammenspiel ruft – vergleichbar einem Konzert – ein unteilbares, bei seelischer Gesundheit stimmiges, ausgeglichenes und harmonisches Gesamterleben hervor.

Inzwischen sind bestimmte Gene, die den Transport von Dopamin, Serotonin und / oder Noradrenalin steuern, in Verdacht geraten, eine Anfälligkeit gegenüber solchen Verteilungsunregelmäßigkeiten im Gehirn zu begünstigen. Ähnliches gilt für die genetischen Grundlagen der bereits erwähnten hormongesteuerten Reaktionen auf psychosoziale Stresseinwirkungen.

Studien mit bildgebenden Verfahren, bei denen die Hirnaktivität gemessen wurde, ließen erkennen, dass es offenbar Zusammenhänge zwischen schwereren, rezidivierenden Depressionen und mikrostrukturellen neurophysiologischen Veränderungen in tieferen Hirnschichten gibt, während bei erstmals oder weniger schwer Depressiven die kontrollierende und steuernde Großhirnrinde im Stirnbereich wesentlich regulierend beteiligt war.

Eine zentrale Rolle bei Entstehung und Verlauf depressiver Verstimmungen spielen chemische Botenstoffe (Neurotransmitter) im Gehirn, die der Signalübertragung zwischen den Nervenzellen dienen.

Körperkrankheiten

Neben Erkrankungen an einer Psychose oder einem Suchtleiden ist eine Reihe von Organkrankheiten bekannt, die mit Depressionszeichen einhergehen können – vornehmlich Müdigkeit, Erschöpfungsgefühl, Initiativeverlust, Antriebsschwäche und Passivität. Auf ihr Konto gehen mindestens 5 % aller Depressionen. In erster Linie kommen hier hormonelle Störungen infrage, z. B. eine Unterfunktion der Schilddrüse, die mit Schwäche, Antriebsverlust und Gewichtszunahme einhergeht, oder eine sog. Addisonsche Krankheit, bei der die Nebennierenrinde zu wenig Kortisol produziert; Folgen sind Kraftlosigkeit, Gewichtsverlust, Appetitstörungen, Unterzuckerung und Hautblässe. Die Ursachen hierfür können in dem genannten Organ selbst liegen, oder in der übergeordnet steuernden Hirnanhangsdrüse (sog. Hypophyse). Die depressiven Zustände („Blues") während der ersten Tage nach der Geburt eines Kindes werden auf die intensive, mehr oder weniger abrupte hormonelle Umstellung verantwortlich zurückgeführt.

Als depressionsfördernde Stoffwechselerkrankungen sind zu nennen: eine verminderte Entgiftungsfunktion der Nieren oder der Leber, beispielsweise nach einer entzündungsbedingten Schrumpfung bzw. einer Leberzirrhose, eine Zuckerkrankheit, eine Blutarmut oder eine Leukämie, wie auch Herz-Kreislaufstörungen. Die wechselseitigen Beziehungen zwischen Herz und Gemüt sind seit Langem bekannt. Einerseits ist das Auftreten einer Depression als Reaktion auf eine bedrohliche Herzkrankheit, z. B. einen Infarkt, verständlich. Andererseits erhöhen – neben Armut, familiären und beruflichen Belastungen – auch Depressionen das Risiko einer Koronarerkrankung; das „gebrochene Herz" aus Kummer, Sorgen und Leid – hochrangige Stressfaktoren – ist mehr als eine bloße Metapher. Verantwortlich hierfür ist wahrscheinlich eine erhöhte, schädigende Kortisolausschüttung durch den emotionalen Stress der Depression. Wissenschaftlich ist zumindest belegt, dass es bei anhaltenden psychischen Belastungen zu einer Überstimulierung der Hypothalamus-Hypophysen-Nebennierenrinde-Kette (sog. HPA-Achse) kommt, d. h. unter dem Einfluss der Hypophyse wird in der Nebennierenrinde vermehrt das Stresshormon Kortisol produziert, das den Körper geradezu „überflutet". Kortisol führt u. a. zu einer Beschleunigung des Herzschlags und zu einer Erhöhung des Blutdrucks, was zu einer Verengung der Herzkranzgefäße führen und auf Dauer die Durchblutung des Herzmuskels beeinträchtigen kann.

Viele Infektionskrankheiten wie beispielsweise eine Tuberkulose, eine Herzmuskel- oder Leberentzündung (sog. Myokarditis bzw. Hepatitis), eine Rheumaerkrankung und viele Viruserkrankungen gehen ebenfalls mit ähnlichen körperlichen und psychischen Beeinträchtigungen einher.

Unklar ist, ob die genannten Körperstörungen direkt depressive Symptome erzeugen können, oder ob sie – bei individueller Empfänglichkeit – mittelbar über eine Dysregulation der Stresshormone Depressionen hervorrufen können. Kortisol und andere Stresshormone sind eingebunden in die Produktion und Vermittlung von anderen Botenstoffen, sog. Neurotransmittern wie Serotonin und Noradrenalin, denen bei der Entstehung von Depressionen eine zentrale Rolle zugesprochen wird, sowie von Dopamin, das – wie Stimulanzien und Kokain – eine wesentliche Rolle bei der Vermittlung von Wohlbefinden und Glücksgefühlen spielt.

Neuere Beobachtungen lassen außerdem den Schluss zu, dass schwerere chronische Körperkrankheiten auch über eine gesteigerte Ausschüttung von sog. Zytokinen eine Verschiebung zur depressiven Stimmungslage herbeiführen können. Dabei handelt es sich um entzündungsauslösende und -unterhaltende Botenstoffe, welche die für die Gestaltung der Gemütsverfassung relevanten Hirnfunktionen beeinträchtigen. Wie auch immer: Depressionen und Körperkrankheiten können sich offenbar wie in einem Teufelskreis gegenseitig verstärken.

Noch mehr können ausgeprägte depressive Krankheitsbilder durch Erkrankungen des Zentralnervensystems verursacht werden, wie z. B. eine Multiple Sklerose, eine Parkinsonsche Erkrankung und eine Hirnentzündung (Enzephalitis), erst recht durch einen Tumor oder durch Tochtergeschwülste (Metastasen) eines Organtumors im Gehirn.

Zudem können intensive Behandlungen einer Körperkrankheit wie beispielweise eine Strahlentherapie oder eine Chemotherapie bei Krebs begleitend zu depressiven Symptomen führen – nicht nur als Reaktion auf die belastende Diagnose. Vielfach ist nicht bekannt, dass zahlreiche Arzneimittel depressive Zustände erzeugen können. Hierzu gehören, insbesondere bei längerem Gebrauch, viele Schmerzpillen, Beruhigungsmittel und Schlaftabletten. Auch Pharmaka zur Behandlung einer

Psychosekrankheit können passiv, müde und lustlos machen, ebenso Blutdrucksenker, Epilepsiemedikamente oder Hormonersatzpräparate, Antibiotika und Interferon (zur Behandlung von Krankheiten des Immunsystems).

Abgesehen davon ist es nachvollziehbar, dass jede ernsthaftere Körperkrankheit in der Regel zu Niedergeschlagenheit, Grübeleien, Befürchtungen und Verzweiflung führt. Dies gilt vor allem für Krankheiten, die – bei lebensbedrohlicher bzw. ungewisser Prognose – mit erheblichen Schmerzen oder Behinderungen verbunden sind, wie z. B. Bewegungsstörungen, Lähmungen oder starke Kraftlosigkeit. Hierzu gehören in erster Linie Unfallfolgen, Schlaganfälle, Herz-Kreislaufkrankheiten, Muskelschwäche und Gelenkerkrankungen. Noch mehr belasten indes unheilbare, chronisch voranschreitende und auf Dauer nicht beherrschbare Krankheitsprozesse wie z. B. eine Demenz oder ein bösartiges Krebsleiden.

Zahleiche Beobachtungen sprechen dafür, dass Störungen des biologischen Tag-Nacht-Rhythmus eine zentrale Bedeutung bei der Entwicklung und dem weiteren Verlauf der Krankheit zukommt. Weitgehend alle depressiv Kranken klagen über häufige Unterbrechungen des Nachtschlafes, viele auch darüber, morgens sehr früh und in meist schlechter Verfassung aufzuwachen. Es gibt Depressionen, die offensichtlich durch einen Mangel an Tageslicht begünstigt werden, z. B. sog. Herbst- oder Winterdepressionen. In den skandinavischen Ländern und in Alaska treten im Vergleich zu Südeuropa während des Winterhalbjahrs zehn mal häufiger Depresssionsfälle auf. In Deutschland wird die Zahl der Winterdepressionen auf ca. eine halbe bis eine Million geschätzt. Mitverantwortlich ist wahrscheinlich ein Überschuss an Melatonin, einem Hormon, das im Gehirn unter Lichteinfluss vermindert, bei Dunkelheit vermehrt produziert wird und die zum Einschlafen notwendige Müdigkeit herbeiführen soll.

> **Merksatz**
>
> **Indirekt kann eine Reihe von organischen Erkrankungen über stoffwechsel- und hormonbedingte Auswirkungen auf stimmungsregulierende Hirnfunktionen einwirken und so zu begleitenden depressiven Verstimmungen führen.**

Lebensbedingungen

Der bereits erwähnte Anstieg der Depressionserkrankungen in den westlichen Industrieländern wird mit zunehmenden psychischen und sozialen Belastungen in Zusammenhang gebracht. Schlagworte sind z. B. Reizüberflutung, Hektik, Fremdbestimmtheit, Konfliktsituationen, Überforderung, Zeitmangel, hohe Verantwortung, Entscheidungsdruck, Mobbing, Zurücksetzung oder Angst vor Versagen u. ä. Nach fachdiagnostischem Sprachgebrauch handelt es sich um Ursachen für sog. Belastungs- oder Anpassungsstörungen – umgangssprachlich hauptsächlich sog. reaktive bzw. Erschöpfungsdepressionen, oder verkürzt: Stresskrankheiten.

Als besonders krankmachend erweisen sich Arbeitslosigkeit, sozialer Abstieg, beengte Wohnverhältnisse und eine verschlechterte materielle Lebenssituation: etwa doppelt so viele Menschen ohne Arbeit bzw. sog. Hartz-IV-Empfänger leiden im Vergleich zum Durchschnitt unter Depressionen und Angststörungen. Kinder und Jugendliche aus Arbeiterfamilien sind häufiger depressiv als solche aus der vermögenden Mittel- und Oberschicht; sie werden mitgezogen von der Abwärtsspirale Armut – verminderte Bildungschancen – Ausgrenzung.

Seit jeher ist bekannt, dass Entwurzelungen und Umsiedlungen, schon unkomplizierte Wohnungswechsel bzw. Umzüge Depressionen hervorrufen können (sog. Umzugsdepression). Dies gilt paradoxerweise auch für positive, erhoffte und willkommene Geschehnisse, wie z. B. eine bestandene Prüfung oder einen beruflichen Aufstieg, in deren Gefolge sog. Entlastungsdepressionen auftreten können. Während der nächsten Monate nach solchen Ereignissen ist die Erkrankungswahrscheinlichkeit mehr als fünf Mal so hoch wie üblich.

Auf die wichtige Rolle der Stresshormone wurde bereits hingewiesen. Demnach erweisen sich zunächst frühkindliche Traumatisierungen als prägend bzw. prädisponierend; auch spätere, belastende Lebensereignisse einschließlich kritischer Reifungsphasen können depressionsauslösende Faktoren sein.

Dessen ungeachtet fördert zweifellos der Zerfall traditioneller familiärer, gesellschaftlicher, beruflicher, religiöser und weltanschaulicher Bindungen ein Gefühl der Ohnmacht angesichts weltweiter ökonomischer Krisen und politischer Machenschaften, deren Auswirkungen der moderne Mensch tagtäglich zu spüren bekommt. Die früheren Ressourcen an Halt gebenden Orientierungen durch Verwandschaft, Freundeskreis, Betrieb, Arbeit, Gemeinde, Verein und andere soziale Netzwerke, die er zu seiner seelischen Stabilität und Widerstandsfähigkeit benötigt, stehen ihm dadurch immer weniger zur Verfügung. Er fühlt sich verloren, ja überflüssig, einer Vielzahl undurchsichtiger Reglementierungen und Gängelungen ausgeliefert, zugleich strapaziert durch das Getöse aufdringlicher Angebote zu einem glücklicheren und erfolgreicheren Leben. Ihn beschleicht vielleicht die bedrückende Ahnung, dass die schillernde Ersatzkultur von Konsum und Events keine wirkliche Befriedigung verschafft. Trotz eines gigantischen Aufwands an Werbung erweist sie sich als hohl und brüchig. Sie trägt nicht zur Selbstfindung durch eigene Fantasie, Kreativität und Initiative bei, fördert nicht Selbstbewusstsein und Selbstwertgefühl.

So irrt der Mensch unserer Zeit – trotz massenhafter Kommunikationsmöglichkeiten – vereinsamt und frustriert in einem spirituellen Niemandsland umher, mal als nützlich umworben, bald übersehen, schnell wieder vergessen. Er fragt sich ebenso ratlos wie betroffen nach dem Sinn des Lebens, nach der Wertschätzung seiner eigenen Person und der Anerkennung seiner Arbeit im Büro oder im Betrieb, wenn ihm die großen Verdienste der „Leistungsträger" als angemessen, ja notwendig eingeredet werden. Er reibt sich – wenn er nicht selbst zu den Privilegierten gehört – an den gesellschaftlichen Asymmetrien und sozialen Verzerrungen wund, die den eigennützigen Verflechtungen kommerzieller, politischer, kultureller und medienbezogener Interessen entspringen. Auf der Suche nach Vorbildern, an denen er sich orientieren könnte, findet er statt Redlichkeit, Gemeingefühl und Verlässlichkeit eher Egoismus, Eitelkeit und leere Versprechungen. Tiefe Unzufriedenheit, Missmut und Verbitterung machen sich breit – von „Ausbrennen", „Burn out" ist die Rede.

Interessant erscheint in diesem Zusammenhang, dass die lebensbedrohlichen Nöte und existenziellen Gefährdungen gegen Ende des 2. Weltkrieges anscheinend nicht unmittelbar zu einer nennenswerten Zunahme psychischer Störungen in der deutschen Bevölkerung geführt haben. Vielleicht verstärkte ein kollektives Solidargefühl an der Front wie in der Heimat die Resilienz, d. h. eine zähe Widerstandsfähigkeit gegenüber einer tiefergreifenden Angst und depressiven Entwicklungen, da alle gleichermaßen demselben fürchterlichen Schicksal ausgeliefert waren. Angesichts der oben beschriebenen Spätfolgen stellt sich in diesem Zusammenhang indes die Frage, ob inzwischen die Nachkriegsgenerationen von den direkten und indirekten Auswirkungen der psychosozialen Stressoren betroffen sind, denen die Nervensysteme der Mütter damals ausgesetzt waren.

Wie in der Berufs- und Arbeitswelt wirkt sich der technologische, gesellschaftliche und soziokulturelle Wandel auch im privaten Alltag aus. Partnerschaften werden instabil, Ehescheidungen sind an der Tagesordnung, ganze Familienverbände lösen sich auf. Kinder wachsen heran in einer brüchigen Welt instabiler oder gleichgültiger Beziehungen, einem Geflecht von mehr oder weniger flüchtigen Bekanntschaften ohne ruhenden Pol. Als schuldlos Leidtragende müssen sie sich arrangieren mit unklaren, verunsichernden Situationen und beliebig angepassten Werteordnungen, die es beidseits der Armutsgrenze gibt. Die daraus resultierenden emotionalen Vernachlässigungen und sozialen Benachteiligungen auf Dauer ohne Verletzungen und Verwundungen, ohne bleibende Spuren von Frustration, Überdruss und Pessimismus aushalten zu können, bedarf einer besonderen seelischen Robustheit und Selbstbehauptung (Resilienz).

Merksatz

Gesellschaftliche Umbrüche, technologischer Wandel und Informationsüberflutung führen zu Gefühlen von Ohnmacht, Selbstzweifel und Sinnlosigkeit, zumal traditionelle, Halt gebende soziale Strukturen dem postmodernen Menschen verloren gegangen sind.

Burn out

Definition

Der Begriff Burn out ist die englische Bezeichnung für „Ausbrennen" und bedeutet auf dem Gebiet der psychischen Störungen einen Zustand seelischer Ausgebranntheit („Burnt-out"). Er ist charakterisiert durch Gefühle von Erschöpftheit und Konzentrationsstörungen, Stimmungsschwankungen und Reizbarkeit, schließlich Gleichgültigkeit und Zynismus, die sich nach einem anfänglichen besonderen beruflichen Ehrgeiz und Einsatz einstellen.

Diese Gefühle sind umso ausgeprägter, je größer einerseits die Enttäuschung über die an das Engagement geknüpften und nicht bestätigten, idealistischen Erwartungen ist, und je weniger Möglichkeiten einer Erholung und Regeneration verfügbar sind.

Besonders betroffen von Burnt-out-Symptomen sind Angehörige sog. helfender, sozialer Beruf wie z. B. Ärzte, Therapeuten, Krankenschwestern,

Pfleger, Rettungspersonal, Sozialarbeiter, Polizisten, Lehrer und Erzieher. In Verbindung mit körperlichen Beschwerden wie chronischer Müdigkeit, Kopfschmerzen und Schlafstörungen können sich hartnäckige, chronische Depressionen entwickeln, die mit einer Arbeitsunfähigkeit einhergehen bzw. zu einem Berufswechsel nötigen. Durch einen begleitenden Konsum von Alkohol, Drogen oder Entspannungsmedikamenten wird die Situation noch problematischer, da sich zusätzlich eine Abhängigkeit von diesen Mitteln entwickeln kann. Im Übrigen verstärken sich Suchterkrankungen und Depressions- bzw. Angstkrankheiten, die ohnehin oft vergesellschaftet sind, gegenseitig.

> **Merksatz**
>
> **Bei einem sog. Burnt-out-Zustand handelt es sich um ein Gesamtempfinden von Ausgelaugtheit, chronischer Müdigkeit und Gleichgültigkeit, das sich nach längerem (beruflichem) Überengagement einstellen kann (sog. Erschöpfungsdepression).**

Psychologische Krankheitsmodelle

Aus den psychologischen Wissenschaften stammen verschiedene Erklärungsansätze zur Entstehung und Auslösung von Depressionen.

Lernspychologie: Die Hypothese der erlernten Hilflosigkeit nach dem Krankheitskonzept des US-amerikanischen Psychologen Martin Seligman aus den 1970er Jahren beinhaltet, dass sich ein Gefühl der Hoffnungslosigkeit und Verzweiflung einstellt, wenn der Betreffende erlebt, auf äußere, negative Ereignisse keinen Einfluss zu haben, ihnen sozusagen wehrlos und ohnmächtig ausgeliefert zu sein. Dies betrifft allerdings nicht nur nähere Geschehnisse wie individuelle Schicksalsschläge, berufliche Misserfolge, Unfälle oder Krankheiten, sondern auch anonyme, globale Bedrohungen wie z. B. Terroranschläge, Hungersnöte, Epidemien oder die befürchtete Klimakatastrophe.

In der hiermit verwandten psychologischen Theorie, die bereits in den 1960er Jahren von den amerikanischen Psychologen Aaron Beck und Albert Ellis entwickelt wurde, sind negative Überzeugungen und Einstellungen, die sich aufgrund unangenehmer, negativer Lebenserfahrungen gebildet haben, Vorlage für eine durchgehend negativ verzerrte Sicht der Wirklichkeit einschließlich der eigenen Person. Die undurchschaubaren, diffusen ökonomischen Zusammenhänge, unlösbar verknüpft mit machtpolitischen Interessen samt ihren hässlichen Begleiterscheinungen wie Gier und Neid, Korruption und Bestechlichkeit, Hunger und Armut, Wirtschaftskrisen und Verelendung, ja Kriegen und Vertreibungen, vermitteln dem hilflos zuschauenden Bürger das Empfinden von Entmutigung, Resignation und Sinnlosigkeit. Diese „Schwarzmalerei" wird schließlich zu einer durchgehenden Grundhaltung, die durch alltägliche, unvermeidbare negative Erfahrungen weiter verfestigt wird, während positive Erlebnisse nicht mehr angemessen wahrgenommen bzw. ausgeblendet werden.

Psychoanalyse: Das von Sigmund Freud zu Beginn des 20. Jahrhunderts konzipierte Krankheitsmodell orientiert sich – ausgehend von der Dynamik im Hintergrund wirksamer, unbewusster seelischer Abläufe – vornehmlich an biografischen Gesichtspunkten. Es beruht auf der Annahme einer depressionserzeugenden Reaktivierung vergessener und verdrängter Verlust- oder Kränkungserlebnisse in der frühen Lebensgeschichte. Depression wird als gegen das Ich umgelenkte Angriffsenergie aufgefasst, die dadurch entsteht, dass aggressive Impulse – sogar solche, die zum angeborenen Potenzial der Selbstverteidigung- und Selbstbehauptung gehören – blockiert und unterdrückt statt geäußert, geschweige denn ausgelebt wurden. Die nicht abgeleiteten Aggressionskräfte kehren sich schließlich gegen die eigene Person, das destruktive Potenzial führt nun zu einer zerstörerischen Selbstkritik und Selbstabwertung bis hin zur Selbstverneinung, d. h. zur Suizidalität (s. a. Kap. Krankeitsbilder).

> **Merksatz**
>
> **Aus lernpsychologischer Sicht sind Depressionen Abbildungen negativer Gedanken und Vorstellungen, die durch entsprechende persönliche Erfahrungen und soziale Prägungen geformt und verfestigt wurden. Nach psychoanalytischer Auffassung entstehen sie aufgrund von nicht nach außen abgeleiteter Aggressionsenergie, die gegen die eigene Person gerichtet ist.**

Gesundheitskonzept

Von den möglichen Einflüssen der neuzeitlich-postmodernen, gesellschaftlichen und sozioökonomischen Umwälzungen auf die Lebensverhältnisse war bereits die Rede. Ebenfalls gewandelt hat sich das Bild von

Gesundheit und Krankheit – nicht zuletzt durch die utopische Definition von Gesundheit seitens der WHO im Jahr 1946 als Zustand „voll-
kommenen körperlichen, geistigen und sozialen Wohlbefindens". Hier-
aus erwächst eine erhöhte Aufmerksamkeit gegenüber Unpässlichkeiten
und Befindlichkeitsstörungen aller Art. Vor dem Hintergrund eines tagtäglich suggerierten, trügerischen Ideals von Schönheit und Leistungsvermögen sind die Ansprüche an die eigene Fitness und Gesundheit
gewachsen; Krankheit und Gebrechen sind in dem ambitionierten Le-
bensprogramm „Spaß haben und erfolgreich sein" nicht vorgesehen.

Auch wenn die Erwartungen an die individuelle Lebensqualität –
oder was darunter verstanden wird – gestiegen sind, sollten Zustände
von Unzufriedenheit, Verärgerung, Enttäuschung oder wehmütiger
Nostalgie nicht mit der Krankheit „Depression" verwechselt werden.
Beeinträchtigungen der Befindlichkeit gehören zum Alltag; sie sollten
nicht als quasi behandlungsbedürftige „Störungen" überbewertet werden. Diese Gefahr ist umso höher, je mehr sich das Sinnen und Trachten
auf Lebensbedingungen richtet, die als Voraussetzungen für ein erfolg-
reiches und erstrebenswertes Leben propagiert werden. Wer sich auf die
vergebliche Suche nach der flimmernden Fata Morgana „Glück" auf-
macht, übersieht vielleicht auf dem Weg dorthin die bescheidenen, weniger strahlenden, aber verlässlichen Oasen der Muße und Zufrieden-
heit.

Chronische Depression

Dessenungeachtet können anhaltende Unzufriedenheit und stete Verdrossenheit, das Gefühl, ständig zu kurz zu kommen, nicht genügend
respektiert oder gar beachtet zu werden, nichts richtig zustande zu brin-
gen, sich nie richtig freuen zu können, Zeichen einer behandlungsbedürftigen Störung sein. Ein solcher Dauerzustand von chronischem
Missmut und fehlender Genussfreude (Anhedonie), mal einhergehend
mit erhöhter Kränkbarkeit und latenter Gereiztheit, mal mit mehr
ängstlich-hypochondrischem Einschlag, mal mit Antriebsmangel und
mürrischem Desinteresse, ist als „Dysthymia" diagnostisch im Grenz-
bereich zwischen Anpassungsstörung, neurotischer Depression und
depressiver Persönlichkeitsstruktur angesiedelt.

Diese – äußerlich kaum als solche erkennbare – Depressionsform ist
oft mit dem Bemühen verbunden, sich künstlich mit Hilfe von psycho-
tropen Substanzen und / oder anderen stimulierenden Reizen („Ner-

venkitzel" wie z.B. exzessives Spielen, Risikosport, Extrembelastungen) über eine Aktivierung des dopaminergen Belohnungssystems in eine angenehmere seelische Verfassung zu versetzen.

Problematisch ist, dass nach Abklingen der Hochstimmung körperliche und / oder psychische Entzugserscheinungen in den Teufelskreis einer Sucht führen können.

Als Ursachen chronischer Depressivität im Sinne einer Dysthymia werden am ehesten frühe, pessimistisch-negative Prägungen durch eine ungünstige Primärsozialisation (z.B. mangelnde Geborgenheit, emotionale Vernachlässigung, fehlende Fürsorge oder Gewalterfahrung während der Kindheit) angenommen.

Literatur

Franz, M., Lieberz, K., Schepank, H. (Hrsg.) (2000): Seelische Gesundheit und neurotisches Elend. Springer, Wien

Nuber, U. (2006): Depression. Die verkannte Krankheit. dtv, München

Schore, A. N. u. Rass, E. (2007): Affektregulation und die Reorganisation des Selbst. Klett-Cotta, Stuttgart

5

Therapieverfahren

Die Behandlung von Depressionen berücksichtigt – unter entstehungsabhängiger und bedarfsgeleiteter Zielsetzung – sowohl körperliche als auch psychologische und soziale Aspekte. Das therapeutische Vorgehen orientiert sich an Art, Form und Schwere der Erkrankung einerseits sowie an den individuellen Besonderheiten des Erkrankten andererseits. Eine Kombination verschiedener Methoden verbessert den Behandlungserfolg – vorausgesetzt, sie sind untereinander kompatibel; als sinnvoll erweist sich in der Regel eine Verbindung von medikamentöser Behandlung und Psychotherapie.

Wie eingangs beschrieben, lässt sich bei Melancholie, d.h. bei krankhafter Schwermütigkeit, rückblickend eine lange Periode teils plausibler, teils irrationaler Umstimmungsversuche verfolgen. Nach heutigem Stand der Wissenschaft können Depressionen erfolgreich therapiert werden – je früher die Intervention, desto wirksamer. Gemäß der oben beschriebenen Vielfalt an Krankheitsursachen einerseits wie deren Ausprägungen andererseits kommt sinnvollerweise eine Kombination biologischer und psychologischer Behandlungsmethoden in Betracht, die unterschiedlich akzentuiert eingesetzt werden. Üblicherweise wird nach diagnostischer Abklärung ein Behandlungsplan aufgestellt und mit dem Patienten besprochen, der sich an den Leitlinien „evidenzbasierter", d.h. an wissenschaftlich begründeten und in der Praxis erprobten Methoden, orientiert. Er soll sowohl den speziellen Beschwerden gerecht werden wie auch den besonderen Lebensumständen Rechnung tragen.

Leitlinien

Welche Therapieform zum Einsatz kommt, wird sowohl durch Art und Schwere der Depression als auch durch die intellektuellen und kooperativen Kapazitäten des Patienten bestimmt. Außerdem spielen persönliche

Neigungen, berufliche Qualifikation und charakterliche Reife des konsultierten Behandlers eine entscheidende Rolle, überdies auch die ökonomischen Ressourcen des Patienten. Der gute Therapeut lässt sich von Rückschlägen nicht entmutigen. Schon gar nicht reagiert er gekränkt und schiebt dem Patienten die Schuld dafür zu; stattdessen überprüft er selbstkritisch sein therapeutisches Konzept. Der ebenso engagierte wie pflichtbewusste Therapeut wird unter Vergegenwärtigung seiner hohen Verantwortung nach bestem Wissen und Gewissen seine Möglichkeiten einschätzen, seine Hilfsmöglichkeiten – abseits jeglicher oberlehrerhafter Besserwisserei – mit dem Hilfesuchenden sachlich besprechen und sein Können realistisch reflektieren.

> **Merksatz**
>
> **Als allgemeine Faustregel gilt: Je mehr äußere Faktoren – psychosoziale Belastungen, missliche Lebensumstände, beruflicher Stress u. ä. – an der Entstehung einer Depression beteiligt sind, desto wichtiger ist der Einsatz professioneller, psychologisch ausgerichteter Behandlungsmethoden.**

Ergeben sich hierfür keine überzeugenden Hinweise bzw. werden mehr anlagebedingte, dispositionelle Ursachen vermutet, wird vorrrangig zu Methoden gegriffen, die über körperliche Wirkmechanismen auf die typischen depressiven Symptome Einfluss nehmen. Dispositionelle Ursachen liegen meist z. B. bei schwerer verlaufenden, sich wiederholenden depressiven Phasen vor, erst recht wenn sie sich mit zwischenzeitlichen manischen Zuständen (bei sog. bipolaren Störungen) abwechseln oder mit psychotischen Symptomen (bei sog. schizoaffektiven Psychosen) kombiniert sind.

Zu den angewandten Methoden gehören neben Medikamenten – Antidepressiva genannt – auch allgemein-körperliche Aktivitäten wie Entspannung, Bewegung, Sport, kreatives Gestalten und übende Tätigkeiten, deren allgemein-stabilisierende wie auch stimmungsaufhellende Wirksamkeit allgemein anerkannt sind. Gleichermaßen werden physiotherapeutische Anwendungen mit stimmungsverbessernden Effekten wie Bäder, Massagen und Bestrahlungen eingesetzt. Schon in der altägyptischen wie altgriechischen Medizin wurden Musizieren, Tanzen und Theaterspielen als Mittel zur günstigen Beeinflussung psychischer Störungen praktiziert, und auch die fortschrittliche antike Heilkunde nutzte psychologische Behandlungsmethoden wie Gespräche, Suggestion, Entspannung, Heilschlaf und Traumdeutung.

Regelmäßige sportliche Betätigung verbessert nachhaltig die Gestimmtheit, so dass sie quasi als Antidepressivum genutzt werden kann. Nachgewiesen ist, dass Ausdauersport die Produktion der Katecholamine Dopamin bzw. Adrenalin und Noradrenalin steigert, die als stimmungs- und antriebsverbessernde Botenstoffe fungieren. Ebenso wirkt die Ausschüttung von körpereigenen, opiatähnlichen Endorphinen stimmungsaufhellend. Bewegung baut außerdem stressbedingte Anspannung ab. Als psychologische Faktoren befördern Teamgeist und Gemeinschaftserleben beim Gruppensport das seelische Wohlbefinden.

Zusammengefasst wird eine Depression nicht als abgrenzbare, isolierte „Anomalie" oder „Störung" behandelt", sondern stets der ganze Mensch als bio-psycho-soziale Einheit. Insofern versteht sich ein mehrgleisiges Vorgehen von selbst, das den biologischen, psychologischen und sozialen Dimensionen des Menschseins angemessen Rechnung trägt. In der therapeutischen Praxis bedeutet dies prinzipiell eine Kombination von psychiatrischen, psychologischen und ergänzenden Therapiemethoden, die sich sowohl am individuellen Bedarf einschließlich besonderer Vorlieben des Patienten orientieren, als auch den aktuellen wissenschaftlichen Standard der Depressionstherapie berücksichtigen.

Einen nicht messbaren, wenngleich wichtigen Einfluss hat das Verhältnis zwischen Therapeut und Patient, da dessen Qualität den Behandlungserfolg weitgehend bestimmt. Der Erfolg wiederum beruht auf dem Grundprinzip jeglichen Heilens: der Aktivierung und Stärkung selbstheilender Potenziale des (genesungswilligen) Erkrankten. Hierzu notwendig sind auf der einen Seite suggestive Kräfte des Heilers, die gleichermaßen aus dessen Charisma wie dessen Professionalität gespeist werden. Zum anderen wirken die Rituale der Behandlungsmethoden – Vermächtnisse aus dem Repertoire der uralten, magischen Beschwörungspraktiken unserer schamanistischen Vorfahren.

Auf die Notwendigkeit einer vorlaufenden, exakten Diagnostik wurde bereits hingewiesen, um eine organische Erkrankung als Ursache der Depression auszuschließen. Auch wenn sich eine eventuell festgestellte Grundkrankheit bezüglich ihres Verlaufes als möglicherweise nicht beeinflussbar erweist, ist eine Mitbehandlung der Depression angezeigt, um das Allgemeinbefinden zu verbessern und die seelische Widerstandskraft zu stärken.

Umfassende Anweisungen zur Diagnostik und Therapie der unipolaren, rezidivierenden Depression finden sich in den Leitlinien der Fachgesellschaften (s. Literaturverzeichnis).

Grundsätzlich wird nicht eine „Depression" behandelt, sondern einem depressiv gewordenen Menschen das mehrgleisige Hilfsangebot vermittelt, das er zu seiner Genesung benötigt. Methodenunabhängig ist die Grundlage jeder therapeutischen Intervention stets eine von Vertrauen, Wertschätzung und Zuwendung getragene Therapeut-Patienten-Beziehung.

Rahmenbedingungen

Eine Behandlung nach dem „Gießkannenprinzip", d.h. in Form mehr oder weniger wahllos gegebener Empfehlungen und Verordnungen in der Hoffnung, damit das Befinden zu verbessern, ist nicht nur ökonomisch unsinnig, sondern kann auch zu einer Überforderung des Patienten führen. Wichtig ist es zunächst, auf dessen reduzierte Leistungsfähigkeit Rücksicht zu nehmen; es ist kontraproduktiv, ihn mit gut gemeinten Ratschlägen und Anregungen zu bearbeiten, mit Appellen, sich zusammenzunehmen, sich sozusagen „am Riemen zu reißen". Da er sich oft nicht in der Lage sieht, selbst einfachere Aufgaben zu bewältigen, würde der Patient sein vermeintliches Unvermögen als weiteren Beweis für sein Scheitern deuten und sich mit zusätzlichen Vorwürfen und Schuldgefühlen quälen. Erst wenn sich allmählich eine Wende zum Besseren abzeichnet, sollten vorsichtig, in kleinen Schritten stufenweise anwachsende Belastungen ausprobiert werden. Bis dahin sind alle wichtigen Entscheidungen aufzuschieben, ohne dass dies stets aufs Neue begründet werden muss. Mit Verschwinden der Depression wird der Patient sich ohnehin schnell von selbst wieder den alltäglichen Anforderungen stellen.

Der von Schwermut und Verzweiflung heimgesuchte depressiv gewordene Mensch bedarf einer Halt gebenden Anlaufstelle in einem sicheren Hafen. Gerade bei schwereren Depressionen ist es daher notwendig, in der Therapiestunde eine Atmosphäre von Verständnis, Geduld und Zuversicht zu vermitteln und dem Patienten Raum und Zeit für Entlastung, Schonung und Rückzug zu gewähren. In diesen Fällen ist eine Krankschreibung effektiver als ein kräfteraubendes Weitermachen bis zur völligen Erschöpfung: Je mehr sich die „Vitalitätsbatterie" in Ruhe wieder aufladen kann, desto schneller wird der Patient wieder leistungsfähig sein.

Weitere Rahmenbedingungen für eine Genesung sind ein gewisses Maß an körperlicher Bewegung innerhalb eines geordneten Tagesablaufs mit regelmäßigen Mahlzeiten und ausreichend Schlaf – notfalls unter vorübergehender Verordnung eines Schlafmittels.

Den Angehörigen beziehungsweise nächsten Bezugspersonen wird meist ein hohes Maß an Belastbarkeit abverlangt, wenn der Patient in stereotyper Weise immer wieder die einfachsten Selbstverständlichkeiten infrage stellt, an allem zweifelt, sich in unsinnigen Selbstvorwürfen anklagt und einen durchdringenden, lähmenden Pessimismus verbreitet. Sie sollten jedoch in die Behandlung einbezogen werden, da ihr Verständnis und ihre Mitwirkung bei der Umsetzung therapeutischer Strategien eine wesentliche Hilfe darstellen. Oft benötigen sie neben aufklärenden Beratungen zudem selbst therapeutische Unterstützung, um sich gegen den depressiven Sog standhaft und geduldig behaupten zu können.

Bei lebensmüden Gedanken ist höchste Vorsicht mit lückenloser Rundumbeobachtung geboten; Patienten mit hartnäckigen Selbstmordfantasien oder gar konkreten Absichten gehören in ein Fachkrankenhaus. Im Extremfall müssen akut suzidgefährdete Patienten auch gegen ihren Willen eingewiesen werden. Erforderlich ist hierzu gemäß dem jeweiligen Landesunterbringungsgesetz ein ärztliches Attest für die zuständige Ordnungsbehörde (Polizei bzw. Amt für öffentliche Ordnung), das eine solche Unterbringung beim Amtsgericht beantragt. In der gutachterlichen Stellungnahme muss die Notwendigkeit eines besonderen Schutzes des Erkrankten wegen aktueller Selbstgefährdung aufgrund einer dringend behandlungsbedürftigen psychischen Störung begründet werden. Anhand dieses Kurzgutachtens wird in der Regel bis zum Ablauf des folgenden Tages die richterliche Entscheidung – Zustimmung oder Ablehnung des Antrags – getroffen. Bei höchster Dringlichkeit kann bei entsprechendem ärztlichen Zeugnis eine Unterbringung auch ohne richterliche Stellungnahme vorweggenommen werden, die jedoch unverzüglich nachträglich einzuholen ist. In allen Fällen muss sich der Richter vor Ort selbst einen Eindruck von der untergebrachten Person verschaffen.

Die Maßnahme ist in der Regel auf vier bis sechs Wochen (maximal drei Monate) befristet. Diese Frist wird jedoch in den allermeisten Fällen nicht ausgeschöpft, da ein tragfähiges therapeutisches Bündnis mit dem Patienten die Zwangsmaßnahme so schnell wie möglich überflüssig machen soll. Voraussetzung hierfür ist jedoch eine Besserung der seelischen Verfassung, die eine glaubwürdige und zuverlässige Distanzierung von Suizidabsichten garantiert.

Mit der Unterbringung auf der geschützten Station bzw. der Intensivstation eines psychiatrischen Krankenhauses mit Fenstersicherungen und kontrolliertem bzw. begleitetem Ausgang werden die Gelegenheiten einer Selbstbeschädigung bzw. eines Suizids soweit wie Möglich minimiert.

Neben den herkömmlichen überregionalen Fachkliniken gibt es inzwischen auch Fachabteilungen an allen größeren Allgemeinkrankenhäusern mit Intensivstationen. Zu den meisten Einrichtungen gehören zudem nachsorgende Ambulanzen und externe Tageskliniken, in denen sich die Patienten unter fachärztlicher Aufsicht zur Behandlung tagsüber aufhalten können.

> **Merksatz**
>
> **Der therapeutische Rahmen steckt die allgemeinen Empfehlungen, Ratschläge und Anordnungen bezüglich der alltäglichen Lebenssituation ab, wobei unter Umständen auch ein vorübergehender Krankenhausaufenthalt gehören kann.**

Medikamente

Welche unterschiedlichen Behandlungsmethoden lassen sich einsetzen? Auf eine medikamentöse Behandlung sollte in schwereren Fällen – z. B. bei starkem Antriebsverlust, Angstgefühlen, innerer Unruhe, Lebensüberdruss und Körperschmerzen – nicht verzichtet werden. Jeder Nervenarzt ist vertraut mit einer Reihe von Substanzen, die auf die oben beschriebenen Transportunregelmäßigkeiten der chemischen Botenstoffe im Gehirn einwirken. Heutzutage sind am gebräuchlichsten sog. selektive Serotonin-Wiederaufnahmehemmer (SSRI – Selective Serotonin Reuptake Inhibitors) mit pharmakologischen Wirkstoffen wie z. B. Fluvoxamin, Fluoxetin, Sertralin, Paroxetin, Citalopram bzw. Escitalopram usw. (s. Anhang). Sie führen gezielt zu einer Erhöhung des Serotoninangebotes an den Überbrückungsstellen (sog. Synapsen) zwischen zwei Nervenzellen, an denen sich offenbar eine Verknappung dieses Botenstoffes eingestellt hat. Serotonin wird eine zentrale Rolle bei der Entstehung von Depressionen, Angst und Zwangsgedanken zugesprochen (s. Kap. 2). Die Vorläufer dieser Psychopharmakasubstanzen wurden in den 1950er Jahren entwickelt; Imipramin kam 1958 als erstes Präparat auf den Markt, gefolgt von weiteren, verwandten, sog. trizyklischen Antidepressiva. Seit Mitte der 1980er Jahre wurden sie von den Nachfolgepräparaten hauptsächlich wegen deren besserer Verträglichkeit allmählich verdrängt; unangenehme Nebenwirkungen waren u. a. Mundtrockenheit, Müdigkeit, Schwitzen, Gewichtszunahme, Verstopfung, Harnverhaltung oder Zittern, manchmal sogar Sehstörungen, Blutdruckabfall und Herzrhythmusstörungen. Eingesetzt werden die früheren Mittel noch bei chronischen Schmerzzuständen oder schweren Zwangserkrankungen. Allerdings können auch die genannten, neueren Pharmaka unerwünschte Begleitwirkungen hervorrufen wie etwa Schwitzen, Schlafstörungen, Albträume, Unruhe, Schwindel, Gewichtszunahme u. ä.

Eine pharmazeutische Variante sind Mittel, die sowohl die Wiederaufnahme von Serotonin als auch Noradrenalin verlangsamen, dem zweiten Wirkstoff, der besonders Einfluss auf den Antrieb hat (SNRI – Serotonin Noradrenalin Reuptake Inhibitor). Hierzu gehören beispielsweise Venlafaxin und Duloxetin. Reine Noradrenalin-Wiederaufnahmehemmer (NARI – Noradrenalin Reuptake Inhibitors) sind Reboxetin und Atomotexin; letzteres ist auch zur Behandlung hyperaktiver Kinder zugelassen. Als neuere Medikamente sind Bupropion, ein Wiederaufnahmehemmer der oben genannten, stimmungs- und antriebsverbessernden Überträgerstoffe Dopamin und Noradrenalin, und ein Melatoninpräparat mit dem Wirkstoff Agomelatin hinzugekommen. Letzterer bewirkt nicht nur eine schlaffördernde Regulierung der Tag-Nacht-Rhythmik, sondern indirekt auch die Freisetzung von Dopamin und Noradrenalin (s. Anhang).

Ein spürbarer Effekt dieser Antidepressiva setzt in der Regel – im Gegensatz zur Wirkung von Schmerz-, Beruhigungs- und Schlafmitteln – nicht innerhalb von Stunden ein, sondern erst mit einer Verzögerung von mindestens 10 bis 14 Tagen. Während dieser Zeit muss die Einnahme der Mittel unter Einbeziehung von Laboruntersuchungen sorgfältig überwacht werden. Der Patient bedarf jetzt besonderer Aufmerksamkeit und Zuwendung, da er – weil er noch keine Änderung bemerkt – an einer Besserung zweifelt. Im Übrigen werden die ersten Zeichen einer Erholung meist von außen wahrgenommen, ehe der Betroffene selbst eine Erleichterung verspürt.

Stärkere Angstgefühle, Unruhe und Schlafstörungen machen in der Regel eine vorübergehende Begleittherapie mit einem beruhigenden oder angstlösenden Mittel erforderlich, wahnhafte Gedanken und Vorstellungen auch die Verschreibung eines Medikaments mit antipsychotischer Wirkung. Sind nach mehrwöchiger Einnahme keine merklichen Fortschritte zu verzeichnen, sollten die Medikamente gewechselt werden, gegebenenfalls zusätzliche antidepressive Maßnahmen in Erwägung gezogen werden, von denen weiter unten die Rede sein wird.

Wie bereits im Eingangskapitel erwähnt, wird die antidepressive Wirkung von Johanniskraut bereits seit der Antike genutzt. Wahrscheinlich ist sie den chemischen Inhaltsstoffen Hyperforin und Hypericin zuzuschreiben. Obgleich bei normaler Dosierung schädliche Nebenwirkungen nicht beobachtet werden, können – neben einer erhöhten Lichtempfindlichkeit – auch bei Johanniskrautpräparaten mögliche Wechselwirkungen mit anderen Medikamenten auftreten.

Merksatz

Aus der Palette der zur Verfügung stehenden Antidepressiva ist das Medikament auszuwählen, dessen Wirkungsprofil am ehesten auf die individuelle depressive Symptomatik ausgerichtet ist. Die Einnahme ist engmaschig zu überwachen.

Biologische Therapien

Der große Vorzug einer begleitenden Lichttherapie liegt in ihrer gefahrlosen und praktisch nebenwirkungsfreien Anwendung. Sie besteht darin, dass der Patient vormittags bzw. nach dem Aufstehen etwa eine halbe bis eine Stunde mit geöffneten Augen vor einem Lichtschirm verweilt, der mit besonderen, tageslichtimitierenden Lampen bestückt ist (mit einer Lichtstärke von 10.000 bzw. 5000 Lux), was dem Lichtquantum eines durchschnittlichen Sommertages entspricht. Insbesondere bei der Herbst- und Winterdepression lassen sich hierdurch gute Besserungen erzielen.

Zusätzliche Behandlungen wie eine Schlafentzugs- bzw. Wachtherapie lassen sich besser innerhalb einer stationären Betreuung durchführen, da die Patienten – zwei bis drei Nächte pro Woche – ab ein Uhr nachts nicht mehr schlafen dürfen. Eine Besserung, die bei der Hälfte der Patienten festzustellen ist, hält allerdings meist nur kurz an; Wiederholungen sind daher ratsam. Nebenwirkungen können Aufgedrehtheit und Unruhe am nächsten Tag sein.

Neuerdings findet vermehrt ein Verfahren zur Beeinflussung ansonsten therapieresistenter Depressionen Beachtung, das sich seit über 10 Jahren unter der Bezeichnung transkranielle Magnetstimulation im Erprobungsstadium befindet. In einer Magnetspule über der linken Kopfseite des Patienten wird durch einen Stromdurchfluss ein Magnetfeld erzeugt, das mit einer Frequenz von 10 Hertz etwa eine halbe Minute lang pulsierend das Vorderhirn durchdringt. Der Patient verspürt davon nichts. Nach einer Serie von fünf bis 20 Sitzungen soll bei der Hälfte der Patienten eine Besserung beobachtet werden. Außer gelegentlichen Kopfschmerzen sind keine Nachwirkungen beobachtet worden.

Eine sog. Elektrokrampftherapie, bei der unter Kurznarkose durch einen Stromreiz an den Schläfen künstlich ein epileptischer Krampfanfall ausgelöst wird, bleibt einigen wenigen schweren, therapieresistenten Depressionskrankheiten im Rahmen eines stationären Aufenthalts vorbehalten. Dasselbe gilt für die noch im Experimentierstadium befindliche, sog. tiefe Hirnstimulation. Bei ihr werden mittels hauchfeiner, in den Nucleus accumbens eingeführter Drähte wie bei einem Herzschrittmacher elektrische Impulse eingesetzt, wie dies bereits vereinzelt bei der Parkinsonschen Krankheit praktiziert wird.

> **Merksatz**
>
> **Gebräuchliche, weitgehend nebenwirkungsfreie Behandlungsmaßnahmen sind die Therapie mit hellem Licht und die Verordnung von kontrolliertem Schlafentzug (Wachtherapie).**

Psychotherapie

Es gibt ein breites Spektrum besonderer psychotherapeutischer Angebote, die über eine – selbstverständliche und gängige – stützende Gesprächsbegleitung des Patienten hinausgehen. Schwerpunktmäßig kommen sog. verhaltenstherapeutische (bewältigungsorientierte) oder tiefenpsychologische (bzw. klärungsorientiert) Verfahren infrage, die sich sowohl bezüglich der Krankheitstheorie wie hinsichtlich ihres Therapiekonzeptes deutlich voneinander unterscheiden. Beide Methoden sind als sog. Richtlinienverfahren von den Krankenkassen anerkannt und werden von ihnen nach festen Honorarsätzen vergütet. Für eine verhaltenstherapeutische Kurzbehandlung bezahlen die Kassen standardmäßig 25, für eine Normalbehandlung 45 Therapiestunden à 50 min, zuzüglich fünf probatorischer Sitzungen. Von einer tiefenpsychologisch fundierten Kurztherapie werden ebenfalls 25 Stunden übernommen, für eine Normaltherapie 50. Für eine Psychoanalyse werden 160 Stunden genehmigt. Im begründeten Einzelfall können Verlängerungen beantragt werden.

Verhaltenstherapie: Mit Hilfe der sog. kognitiven Verhaltenstherapie sollen – vereinfacht gesagt – negative Denkschablonen und Verhaltensmuster ermittelt und abgebildet werden, die vermutlich zu der depressiv veränderten, lähmenden Gedanken- und Erlebenswelt beigetragen haben bzw. sie schließlich beherrschen. Sie beziehen sich sowohl auf eine Fehleinschätzung der Umgebung als unerfreuliche, bedrohliche, nicht kontrollierbare Lebenswelt, als auch auf die Abwertung der eigenen Person als inkompetent, unfähig und minderwertig. Persönliche Erfolge werden als mehr oder weniger zufällige, unverdiente Ausnahmen heruntergespielt, die Leistungen anderer als vorbildhaft und lobenswert beurteilt (s. auch Kapitel „Entstehung").

Nach Identifizierung solcher verzerrten, zumindest unangemessenen Wahrnehmungs- und Denkmuster mit der Folge unrealistischer Einstellungen und Erwartungen werden diese nun gezielt in Richtung positiverer Sichtweisen und Erlebnisse „umprogrammiert".

Im Prinzip wird wie folgt vorgegangen: Zusammen mit dem Therapeuten werden die „Falschauffassungen" – vor allem „Katastrophengedanken" – des Patienten kritisch analysiert, Schritt für Schritt mit Alternativen abgeglichen und systematisch zu realistischen, alternativen Sichtweisen korrigiert. Der Patient ist gehalten, motiviert an seiner Heilung mitzuarbeiten; er wird z. B. damit beauftragt, ein Pensum an stimmungs- und aktivitätsfördernden Hausaufgaben zu absolvieren, das vom Therapeuten überwacht und kontrolliert wird. Dies umfasst auch die Beschäftigung mit Hobbies, kreative Betätigungen und sportliche Aktivitäten. Gleichzeitig werden Übungen bzw. Verhaltensweisen zur Entspannung, Entlastung, Stressbewältigung und adäquaten Lösung von Problemen vermittelt und trainiert, auch im Hinblick auf eine eventuelle berufliche Rehabilitation oder Neuorientierung.

Eine Variante stellt die sog. rational-emotive Therapie dar (RET), bei der den depressiven Gefühlen – als Produkt negativer Gedanken – größere Aufmerksamkeit gewidmet wird. Auch hier wird der Patient zu regelmäßiger Kooperation motiviert.

Obgleich eine Depression sich eher durch eine umgekehrte Abfolge – anfangs Lustlosigkeit, Erschöpfungsgefühl und Bedrücktheit, dann Interessenverlust, Pessimismus, Hoffnungslosigkeit – auszeichnet, d.h. meist mit einem Verlust an seelischer und körperlicher Energie und Spannkraft beginnt, hat der verhaltenstherapeutische Ansatz einschließlich seiner neueren Variationen wie die sog. Schematherapie, die auch lebensgeschichtliche Aspekte einbezieht, durchaus gute Erfolge vorzuweisen. Entstanden aus den wissenschaftlichen Erkenntnissen der Lernpsychologie und Verhaltensforschung der 1930er Jahre, wird Verhaltenstherapie in Deutschland überwiegend von psychologischen Psychotherapeuten praktiziert, die nach ihrem Psychologiestudium eine differenzierte, zertifizierte Weiterbildung absolviert haben.

Kernstück des verhaltenstherapeutischen Vorgehens ist eine „kognitive Umstrukturierung", d. h. eine Korrektur negativ verzerrter, depressionserzeugender und -begleitender Sichtweisen.

Schematherapie: Als bislang am meisten integrativ konzeptualisierte, verhaltenstherapeutische Weiterentwicklung hat sich ein mehrgleisiges Vorgehen unter der Bezeichnung „Schematherapie" etabliert, das von dem New Yorker Psychotherapeuten Jeffrey Young, einem Schüler von Aaron Beck, in den 1990er Jahren entwickelt wurde. Sie kommt u. a. auch bei chronifizierten Depressionen – z. B. nach traumatischen Erlebnissen oder bei festgefahrenen komplizierten Lebenssituationen – zum Einsatz. Es handelt sich dabei um einen Verbund einzel- und gruppentherapeutischer, sowohl bewältigungs- als auch klärungsorientierter Therapiebausteine mit zusätzlichen entspannenden, trainierenden und pädagogischen Elementen. Die Therapeut-Patienten-Beziehung ist betont fürsorglich, d. h. getragen von Warmherzigkeit, Akzeptanz und Zuwendung. Dem Patienten wird Autonomie gewährt; seine Wünsche, Bedürfnisse und Gefühle stehen im Vordergrund. Der Fortschritt besteht in der stärkeren Berücksichtigung der mächtigen, unkontrollierten Gefühlswelt des Patienten, die hier gleichwertig an die Seite der bewussten Denk- und Vorstellungsvorgänge tritt.

Schema – hier als entwicklungspsychologischer Begriff verstanden – bedeutet eine Art Erlebens- und Verhaltensmuster, das in der Kindheit bzw. im Verlauf des Lebens zu einer Art „Skript" geprägt wurde und ein verfestigtes Programm aus Erinnerungen, Emotionen, Kognitionen und Körperempfindungen beinhaltet.

Negative „Schemata" können als regelrechte „Lebensfallen" zu einer depressiven Grundeinstellung führen, die das Erleben bestimmt und das Verhalten steuert. Solche Schemata Depressiver sind z. B. anhaltende Gefühle von Verlassenheit, Entbehrung, Besorgnis, Misstrauen, Unsicherheit, Ängste, Abhängigkeit, Selbstzweifel oder Unzulänglichkeit.

Als Weiterentwicklung verhaltenstherapeutischer Behandlungsansätze bezieht das Konzept der Schematherapie unter Berücksichtigung biografischer Prägungen auch Geschehnisse ein, die sich dem bewussten Empfinden und Erleben entziehen.

Tiefenpsychologisch ausgerichtete Therapien: Im Gegensatz hierzu schreibt die tiefenpsychologisch-psychodynamische Sichtweise die Ursachen von Depressionen innerseelischen, unbewussten Konflikten zu, deren Wurzeln in der Kindheit bzw. in der Zeit bis zum 2. Lebensjahr (sog. orale Phase) zu suchen sind. Das therapeutische Vorgehen besteht in einer Aufdeckung, Klärung und „Entgiftung" dieser verborgenen, krankmachenden Quellen. Anders als verhaltenstherapeutische Methoden ist der therapeutische Prozess vorrangig auf die frühe biografische Entwicklung und deren Aufarbeitung ausgerichtet. Analytisch bzw. tiefenpsychologisch arbeitende Therapeuten sind meistens Ärzte, die ebenfalls eine Spezialisierung durchlaufen mussten.

Die früheren, fast rituellen Gepflogenheiten der jahrelangen, orthodoxen Psychoanalyse, die inzwischen rund hundert Jahre alt ist, wurden inzwischen von zeitgemäßeren Vorgehensweisen verdrängt. An die Stelle des geduldig zuhörenden und beobachtenden, nicht aktiv eingreifenden Therapeuten ist ein kommunikativer Begleiter des Patienten getreten, der aktuelle Ereignisse einbezieht und seine Deutungen und Interpretationen dialogisch vermittelt. Auch die Triebtheorie Freuds steht nicht mehr im Mittelpunkt. Verblieben ist die Kernhypothese der allgegenwärtigen Macht des Unbewussten, allerdings erweitert um die Erkenntnis, dass der Mensch nicht als „unbeschriebenes Blatt" auf die Welt kommt, sondern bereits vorgeprägt ist.

In eine andere Richtung gehen – anknüpfend an Freuds ursprüngliche hirnbiologische Vorstellungen bezüglich unbewusster Vorgänge – Bemühungen, unter dem Begriff „Neuropsychoanalyse" Erkenntnisse der modernen Neurowissenschaften mit psychoanalytischen Konstrukten wie z. B. Verdrängung zu verbinden.

Psychoanalytisch-tiefenpsychologisch orientierte Therapien beruhen auf einer Aufdeckung verdrängter, depressionserzeugender Erlebensinhalte und deren Bearbeitung in der Therapeut-Patienten-Beziehung durch Übertragung und Deutung.

Interpersonelle Therapie: Bei der sog. interpersonellen Psychotherapie handelt es sich um eine komprimierte, dreiphasig gegliederte, speziell auf depressive Störungen abgestellte Behandlungsmethode. Ihr liegt die Annahme zugrunde, dass – neben biologischen und psychologischen Faktoren – zwischenmenschliche bzw. Rollenkonflikte, aber auch andere soziale Belastungen wie z. B. Verlusterlebnisse, Trauer, Isolation oder andere einschneidende Lebensveränderungen als Auslöser und Verstärker von Depressionen infrage kommen. Innerhalb von etwa 15 Sitzungen werden die Bennpunkte depressionserzeugender Geschehnisse herausgearbeitet, und es wird versucht, diese gezielt unter Zuhilfenahme entlastender, klärender und aufbauender Therapieschritte einschließlich Verhaltensregeln zu bewältigen.

> Merksatz
>
> **In der interpersonellen Therapie steht die Klärung von Ausmaß und Folgen belastender Konfliktsituationen im Mittelpunkt.**

Methodenkritik

Welche Methode letztlich wirksamer war, lässt sich schon deswegen nicht exakt überprüfen, weil es keine direkten Vergleichsmöglichkeiten an identischen Menschen mit gleichartiger Erkrankung gibt. Zudem ist nicht voraussehbar, ob eine Besserung ursächlich auf die Therapie zurückzuführen ist, oder ob die Depression auch von selbst abgeklungen wäre, was in der Regel vor allem bei den phasenhaft in Erscheinung tretenden, sog. unipolaren und bipolaren Depressionen vorkommt. Am einfachsten lässt sich eine therapeutische Wirksamkeit in Bezug auf eine medikamentöse Verordnung belegen, da die Bedingungen jeweils ähnlich gestaltet werden können und der Erfolg in der Regel nach zwei Wochen spürbar wird. Als Beleg gilt eine messbare Überlegenheit eines Mittels im Rahmen eines sog. Doppelblindversuchs, bei dem zwei verschiedene bzw. ein wirksames Mittel und ein optisch identisches Placebomittel (Scheinmedikament ohne pharmakologische Wirkung) nach dem Zufallsprinzip verabreicht werden. Weder dem Prüfer noch dem Probanden ist bekannt, um welche Substanz es sich dabei handelt.

Kinder und Jugendliche mit Depressionen gehören in eine professionelle jugendpsychiatrische und psychotherapeutische Behandlung, die im Vergleich zur Erwachsenentherapie andere Methoden beinhaltet. Sie brauchen in erster Linie Zuwendung, Wohlwollen und Geborgenheit.

Ansonsten liegen die Schwerpunkte eher auf Rollenspielen und Fantasiereisen, kreativem Gestalten und schöpferischer Betätigung, kleinen Aufgaben und Verpflichtungen. Die Einbeziehung der Familie bzw. nächsten Bezugspersonen gehört zum therapeutischen Standard. Eine eventuelle antidepressive Medikation wird dem Alter angepasst.

Merksatz

Die Effizienz jeglicher Therapie hängt von vielen, kontrollierbaren und unkontrollierbaren Faktoren ab. Stets wirksam sind suggestive Einflüsse, die als Placeboeffekte bei allen Behandlungen mitwirken.

Literatur

Bischkopf, J. (2005): Angehörigenberatung bei Depression. Ernst Reinhardt, München / Basel

Hegerl, U. u. Niescken, S. (2008): Depressionen bewältigen. Trias, Stuttgart

Hofmann, B. u. Schauenburg, H. (2007): Psychotherapie der Depression. Thieme, Stuttgart

6

Rehabilitation und Prophylaxe

In den meisten Fällen bessert sich die Depressionserkrankung (bisweilen auch ohne spezielle Behandlung!), jedoch verbleiben häufig über längere Zeit teils Restsymptome, teils kann es zu einem erneuten Aufflackern depressiver Störungen (Rezidiven) kommen. Langzeitbehandlungen mit therapeutischen Intervallen können die Rückfallquote verringern. Bei sog. depressiven Episoden im Rahmen einer unipolaren Depression ist eine medikamentöse Prophylaxe angezeigt.

Ziel der Behandlung und Begleitung eines Depressionskranken ist eine völlige Wiederherstellung (sog. komplette Remission), d. h. eine vollständige Wiedererlangung früherer Lebenszufriedenheit und Leistungsfähigkeit. Nur der Betreffende selbst kann sich authentisch darüber mitteilen, ob und wann dies am Ende einer mehr oder weniger langen, bisweilen durch Rückschlägen verzögerten Regenerationsphase der Fall ist. Von außen ist die Rückkehr in das normale Leben am ehesten daran zu erkennen, dass der Genesende ohne viel Aufhebens anfängt, seinen gewohnten Neigungen und Aufgaben wieder ohne Beeinträchtigungen – routiniert und belastbar wie zuvor – nachzugehen.

Bei maximal drei Viertel aller fachgerecht behandelten Patienten bessert sich der Gesundheitszustand im ersten Anlauf zufriedenstellend bis ausreichend. Die übrigen bedürfen längerer Hilfen bzw. verschiedener Anläufe zur Bewältigung ihrer Depression, was möglichweise mit einer andersartigen Aufnahme und Verarbeitung der Medikamente zusammenhängt, oder auf einer nur schwer lösbaren Verkettung komplizierter Lebensumstände mit anhaltenden krankmachenden Einflüssen beruht. Grundsätzlich muss nach den eingangs skizzierten Theorien zur Entstehung depressiver Störungen zudem davon ausgegangen werden, dass eine entsprechende Anlage / Disposition zur Depressivität sich krankheitsfördernd bzw. -unterhaltend auswirken kann.

Dessen ungeachtet macht jede Art therapeutischer Zuwendung das Los des Patienten erträglicher. Schon die Vermittlung von Aufmerksamkeit, Mitempfinden und Zuversicht in einer Atmosphäre von Vertrauen, Verständnis und Einfühlung bedeuten dem Patienten eine große Erleichterung und Hilfe, die außerhalb der Sprechstunde oder Therapiesitzung nicht mit der notwendigen Mischung aus konzentrierter Anteilnahme und beruhigender Sachlichkeit geleistet werden können. Insofern ist der unterstützende Einfluss dieser elementaren klimatischen Rahmenbedingungen, auf die im Übrigen jeder psychisch Kranke angewiesen ist, kaum zu überschätzen. Besonders hohe Anforderungen an die Heilkunst stellen Menschen, die schwer traumatisiert wurden oder an unabänderlichen, zermürbenden Lebensbedingungen zu zerbrechen drohen. Hier sind verlässlicher Beistand, mitfühlender Trost innerhalb eines geschützten Rahmens – ohne viel Worte, ohne Aktivismus – als tragende Pfeiler die wichtigste Hilfestellung.

Nicht immer nehmen Depressionen einen so günstigen Verlauf wie bei den eingangs geschilderten Fällen. Manche können sich wie verschleppte Körperkrankheiten über Monate, sogar über Jahre hinziehen. Sie belasten nicht nur den Patienten, sondern stellen auch eine große Herausforderung an den Therapeuten dar, der den Patienten durch die scheinbar nicht enden wollende Ödnis der Melancholie begleitet. Zwangsläufig stellt sich irgendwann die Frage nach dem weiteren Vorgehen: Was sind die Heilungskriterien? Wann ist das (vorläufige) Behandlungsziel erreicht? Ist vielleicht das therapeutische Konzept zu revidieren? Wird eine medikamentöse Empfehlung mit der nötigen Sorgfalt umgesetzt? Wurde ein – scheinbar unwichtiges – Detail der Biographie übersehen? „Profitiert" der Betroffene am Ende gar von seinem „Kranksein" in Form von Zuwendung, Entlastung, Krankschreibung oder Berentung (sog. Krankheitsgewinn)? Stimmt überhaupt die diagnostische Einschätzung?

Merksatz

Therapieresistente Depressionsverläufe erfordern eine besonders sorgfältige, fortlaufende Überprüfung des Behandlungskonzeptes.

Therapeutenrolle

Belastbarkeit und Stabilität, Geduld und Gelassenheit des Therapeuten werden durch Menschen auf eine harte Probe gestellt, denen auf der Suche nach dem Sinn des Lebens jegliche Orientierung verloren gegangen ist, die keinen Platz in der Gesellschaft gefunden haben oder niemandem begegnet sind, der sie beachtet, akzeptiert, geliebt, gelobt und ermutigt hätte. Die Erwartungen an den Psychotherapeuten, von dem manchmal eine Rettung aus den verfahrensten Lebenssituationen erhofft wird, sind hoch. Mehr denn je werden an ihn Fragen herangetragen, für deren Beantwortung früher eher Seelsorger, Erzieher oder Philosophen zuständig waren.

Er hat sich in einem offenen und geduldigen Dialog den Problemen, mit denen er konfrontiert wird, zu stellen und ist gehalten, mit seinem vielleicht an der Welt verzweifelnden, gescheiterten Gegenüber alternative Sichtweisen oder neue Perspektiven zu erarbeiten, vor allem: Hoffnung zu vermitteln. So therapeutisch kontraproduktiv und sogar unzulässig es dabei wäre, eigene politische, religiöse oder ethische Einstellungen in die Behandlung einzubringen, so hilfreich ist es, spontan aufkommende Gefühle und Übertragungsfantasien des Hilfesuchenden uneingeschränkt zu akzeptieren, ohne sogleich mit Interpretationsversuchen und Deutungsbemühungen zu reagieren.

Jeder Patient, der trotz aller therapeutischer Bemühungen aufgibt und Hand an sich legt, bedeutet eine schmerzliche Niederlage im Kampf um das Leben. Einen solchen Verlust vergisst kein Therapeut, auch wenn seine Lebenserfahrung ihm sagt, dass nicht alle Gefährdeten zu retten, nicht alle Lebensmüden zu halten sind. Wer mit klarem Kopf Bilanz gezogen hat und nach realistischer Einschätzung seiner Situation – ohne Zorn und Groll, Hass oder Feindseligkeit – zu dem unverrrückbaren Entschluss gekommen ist, sein Leben zu beenden, wird auch durch intensive therapeutische Interventionen letzten Endes nicht davon abzubringen sein.

Es ist bekannt, dass Ärzte und psychiatrisch bzw. psychotherapeutisch arbeitende Personen selbst überdurchschnittlich sucht- und suizidgefährdet sind. Wer steht dem Menschen im beanspruchten Therapeuten zur Seite, der das Geschehen in der Welt vielleicht selbst mit Skepsis und Zweifel betrachtet? Könnte er sich notfalls am eigenen Zopf aus einem drohenden Sumpf von Resignation und Entmutigung ziehen, ohne sein Metier infrage zu stellen?

Professionelle Unterstützung findet er im Kreis kollegialer Supervision, etwa in einer Fallarbeit- oder Balint-Gruppe, deren Teilnahme bereits Bestandteil der Ausbildung ist, oder durch einen Austausch mit seinem Lehrer / Supervisor bzw. Lehranalytiker. Sie schützt zudem vor dem oben genannten Prozess einer sog. Gegenübertragung, bei der Vorstellungen, Erwartungen und Wertmaßstäbe des Therapeuten unbewusst in den Patienten verlagert werden. Hilfreich sind stabile soziale Kontakte und / oder ausgleichende Freizeitaktivitäten und -räume – mit befriedigenden Hobbies ebenso wie mit genießerischem Nichtstun, die zudem vor einem „Ausbrennen" („Burn out") schützen, d.h. einem Gefühl von Erschöpfung und Demotivation (s.a. Kap. „Entstehungsbedingungen").

Ein wichtiger psychologischer Faktor der Salutogenese, d.h. der Bewahrung und Pflege eigener seelischen Gesundheit, Grundvoraussetzung für eine Arbeit, ist allerdings – jenseits von Entgelt und Honorar – die Überzeugung, einer helfenden und leidmindernden Tätigkeit nachzugehen. Besserung, Wachstum und Gesundung als Ertrag und Gratifikation einer quasi karitativ-sozialen Mission zu erleben, bestimmt letztlich Inhalt, Sinn und Wert des beruflichen therapeutischen Engagements.

> **Merksatz**
>
> **Der psychotherapeutisch Tätige benötigt ein stabiles Gleichgewicht zwischen seiner Inanspruchnahme, seinem Engagement und dem Erhalt der eigenen Gesundheit durch sein Umfeld.**

Rückfallverhütung

Mitunter überdauern trotz aller therapeutischer Bemühungen hartnäckig Restbestände an Zweifel, Selbstwertmangel, Unleidlichkeit und Missmut, vor allem, wenn eine lange depressive Phase Spuren in der Persönlichkeitsstruktur des Patienten hinterlassen hat. Bei solchen langwierigen, therapieresistenten Verläufen ist die Rückfallgefährdung einschließlich des Suizidrisikos erhöht. Hier ist – wie oben angedeutet – eine weitmaschige Fortführung der ambulanten Therapiekontakte angeraten, nicht nur zur Stabilisierung und Verbesserung des persönlichen Befindens, sondern auch zur Vorbeugung von Rückfällen. Dieserart begleitende Bestandsaufnahmen ermöglichen es zudem, dem Patienten auch langfristig wirksamere Bewältigungsformen und geschicktere Umgangsstrategien gegenüber unveränderbar misslichen Lebensumständen zu vermitteln, statt sich an ihnen fortwährend uneffektiv-ohnmächtig abzuarbeiten. Bedarfsweise kann eine zusätzliche Verbesserung durch regelmäßige, kognitiv ausgerichtete therapeutische Gruppensitzungen in etwa vierzehntägigem Abstand erreicht werden. Vielerorts existieren inzwischen unter der Bezeichnung „Emotions anonymous" unter erfahrener Leitung Selbsthilfegruppen auch für Depressionsbetroffene, deren gegenseitige, verständnisvolle Unterstützung auf die Teilnehmer entlastend und ermutigend wirken kann (s. Anhang).

Bei häufiger wiederkehrenden Depressionen (depressiven Episoden) ist eine Langzeitmedikation mit einem rückfallvorbeugenden Medikament angezeigt (sog. Rückfallprophylaxe). Seit über 50 Jahren haben sich hier Lithiumsalze wie Lithiumacetat, -aspartat oder -carbonat bewährt (s. Anhang). Die Verabreichung von Lithium muss genau justiert werden. Einerseits muss ein Mindestblutspiegel erreicht werden, um eine ausreichende Wirksamkeit sicherzustellen. Andererseits kann eine Erhöhung leicht zu Vergiftungserscheinungen in Form von Übelkeit, Schwindel, Kreislaufstörungen und Benommenheit bis hin zur Bewusstseinstrübung führen, die lebensgefährlich werden können. Eine Lithiumtherapie erfordert eine vorsichtige, langsame Aufdosierung unter regelmäßigen Kontrollen der Lithiumblutwerte sowie Schilddrüsen-, Herz- und Nierenfunktionen, die während der ersten sechs Wochen wöchentlich, dann etwa einmal im Quartal stattfinden müssen. Als Nebenwirkungen werden oft lästige, aber nicht bedrohliche Begleiterscheinungen wie Gewichtszunahme, Magen-Darmbeschwerden, Durst und Harndrang, Schilddrüsenvergrößerung und Zittern der Hände beobachtet. Ernstere Beeinträchtigungen sind Muskelschwäche und Nierenschäden. Im ersten Schwangerschaftsdrittel ist Lithium strikt zu vermeiden. Zu beachten sind auch Wechselwirkungen mit anderen Mitteln, vor allem mit Entwässerungstabletten (sog. Diuretika) und Antiparkinsonmitteln.

Alternativen zum Lithiumsalz sind Mittel, die ursprünglich gegen epileptische Anfälle entwickelt wurden, sog. Antikonvulsiva wie Carbamazepin, Valproat oder Lamotrigin (s. Anhang). Sie machen – vor allem anfangs – oft müde, sind aber ansonsten gut verträglich. Auch hier muss regelmäßig der Blutspiegel kontrolliert werden, außerdem der Leberstatus.

Letzteres gilt auch für die Handhabung einer antidepressiven Medikation, die normalerweise mit einem Sicherheitsüberhang von mindestens drei bis vier Wochen nach der Genesung schrittweise langsam reduziert und schließlich abgesetzt werden kann. Ansonsten kann eine längerfristige Verordnung infrage kommen, wenn vorerst noch kein endgültig gefestigter Zustand erreicht ist bzw. weitere seelische Belastungen einwirken. Auf die notwendige Langzeitprophylaxe bei wiederkehrenden monopolaren und bipolaren Störungen wurde oben bereits hingewiesen.

Literatur

Borri, A. (2009): Schritte aus der Depression. Herder, Freiburg

Müller-Rörich, Th. u. Mitarb. (2007): Schattendasein. Springer, Berlin

Pitschel-Waltz, G. (2003): Lebensfreude zurückgewinnen. Urban & Fischer, München

Anhang

Hilfreiche Adressen

Bundesarbeitsgemeinschaft PatientInnenstellen
Breite Str. 8
33602 Bielefeld
Tel.: 0521-133561

Deutsches Bündnis gegen Depression e.V.
Semmelweisstr. 10
04103 Leipzig
Tel.: 0341-9724585

Emotions Anonymous (EA) e.V.
Katzbachstr. 33 in 10965 Berlin
Tel.: 030-7867984

Niedergelassene Psychiater und Psychotherapeuten:
Auskunft über das Gesundheitsamt oder die regional zuständige
Ärztekammer bzw. Kassenärztliche Vereinigung

Medikamente (Wirksubstanzen – Generika)

Tri- und Heterozyklika	mittlere Tagesdosis (mg)
Amitryptilin	100–150
Clomipramin	75–150
Desimipramin	75–150
Dibenzin	240–480
Dosulepin	75–100
Doxepin	50–150
Imipramin	50–150
Maprotilin	75–100
Nortryptilin	75–150
Trimipramin	100–200

Serotonin-Wiederaufnahmehemmer (SSRI)	
Citalopram	20–30
Escitalopram	10–15
Fluoxetin	20–40
Fluvoxamin	100–200
Paroxetin	20–40
Sertralin	50

Noradrenalin-Wiederaufnahmehemmer (NARI)	
Reboxetin	4–6
Atomotexin	60–80

Serotonin- und Noradrenalin-Wiederaufnahmehemmer (SNRI)	
Duloxetin	40–100
Venlafaxin	75–150

Monoaminooxidasehemmer (MAOH)	
Moclobemid	450
Tranylcypromin	20–30

Sonstige	
Agomelatin	abends 25–50
Bupropion	150–300
Mirtazapin	15–30

Sulpirid	150–200
Trazodon	200–300
Hypericum	um 1000

Zur Phasenprophylaxe
Lithiumsalze: Dosierung abhängig vom Blutspiegel (0.6–0.8 mmol / l)
Lithiumazetat
Lithiumkarbonat
Lithiumaspartat
Lithiumsulfat

Sonstige: (Dosierung abhängig vom Blutspiegel)

Cabamazepin	800–1200
Valproat	750–1500
Lamotrigin	200

Glossar

Adrenalin: Unter Stress vermehrt ins Blut freigesetztes Hormon aus dem Mark der Nebennierenrinde; führt u.a. zur Steigerung der Herzfrequenz und des Blutdrucks.

affektive Psychose: Gemütserkrankung.

Affektregulation: Kontrollierende Einflussnahme auf die Gefühle.

Agitiertheit: Ruhelosigkeit mit gesteigertem Bewegungsdrang und vermehrten körperlichen Aktivitäten aufgrund innerer Unruhe.

Alchemie, Alchimie: Spekulative Chemie des späteren Mittelalters; u.a. Vorläufer der späteren Pharmakologie.

anaklitische Depression: Depression im Säuglingsalter infolge der Trennung von der Bezugsperson bzw. emotionaler Vernachlässigung.

Anamnese: Vorgeschichte; Beginn einer Erkrankung.

Anhedonie: Freudlosigkeit, verminderte Genussfähigkeit.

Antidepressivum: Medikament zur Behandlung einer Depression.

Antikonvulsivum: Medikament zur Behandlung eines epileptischen Anfalls.

autoaggressiv: Gegen die eigene Person gerichtete Aggressivität mit sebstschädigendem Verhalten.

Balint-Gruppe: Selbsterfahrungsgruppe von tiefenpsychologisch arbeitenden Berufskollegen, in der unter fachlicher Supervision komplizierte Krankheitsverläufe besprochen werden (s.a. IFA-Gruppe).

Barbiturat: Chemisches Schlafmittel. Salz der Barbitursäure.

Bewegungstherapie: Gezielte körperlich-sportliche Aktivitäten mit gesundheitsfördernder Wirkung unter fachlicher Anleitung.

biometrisch: Auf die Messergebnisse organischer Systeme bezogen.

Biorhythmus: In allen Organismen herrschender, sich regelmäßig wiederholender Wechsel zwischen unterschiedlichen Aktivitätsphasen.

bipolare Störung: Gemütserkrankung mit depressiven und manischen Phasen.

Botenstoff: Chemische Substanz, die der Signalübermittlung zwischen den Körperzellen dient.

Burn out, Burnt-out (engl.): Ausbrennen, Ausgebranntsein. Psychopathologisch: Gefühl von Erschöpfung, Resignation und Demotivation nach längerem (beruflichem) Engagement.

Cannabis: Rauscherzeugender Wirkstoff aus Haschisch.

Clorpromazin: Erstes, 1950 entdecktes neuzeitliches Antipsychotikum.

chronifiziert, chronisch: Fortgesetzt, anhaltend, langdauernd.

Codein: S. Opiat.

Computertomografie: Computergesteuertes Verfahren zur räumlichen Darstellung der Dichte und Struktur von Organen mittels aufeinander folgender Röntgenschichtuntersuchungen.

Demenz: Abnahme der ehemals vorhandenen (→ kognitiven) Hirnleistungsfähigkeit; Intelligenzabbau.

Depersonalisation: Gefühl, nicht mehr wirklich zu existieren.

Derealisation: Veränderung einer ansonsten vertrauten zu einer unwirklichen, irrealen Umgebung.

Diagnostik: Programm systematischer Untersuchungsschritte zur Erkennung einer Krankheit.

Diathese: Besondere Bereitschaft zu krankhaften Reaktionen, Veranlagung für bestimmte Krankheiten.

Differenzialblutbild: Ausdifferenziertes Blutbild mit Darstellung der verschiedenen Blutkörperchenuntergruppen.

Dopamin: → Botenstoff im Gehirn, der u.a. wesentlich an der Entstehung von (rauschhaften) Glücks- und Befriedigungsgefühlen beteiligt ist.

Dysregulation: Fehlerhafte, von der Norm abweichende Steuerung.

Dysthymia: Chronische Depression; s.a. neurotische Depression.

Dysthymie: Anhaltende (Neigung zu) Verstimmtheit.

Dysphorie: Missmut, Unzufriedenheit, Verdrossenheit.

Elektroenzephalographie: Messung und Aufzeichnung der → Hirnströme.

Entlastungsdepression: Depressivität anstelle Erleichterung im Anschluss an bewältigte, anstrengende Aufgaben.

epigenetisch: Auf die genetisch vorgegebene Veranlagung einwirkend.

Epilepsie: Hirnfunktionsstörung, die durch Muskelkrämpfe und / oder Bewusstseinsstörungen gekennzeichnet ist.

Ergotherapie: Systematisches Arbeits- und Beschäftigungstraining (meist psychisch oder neurologisch) Kranker unter professioneller Anleitung.

erweiterter Suizid: Suizid nach vorangegangener, geplanter Selbsttötung anderer, meist nahestehender Personen.

evidenzbasiert: Eindeutig auf wissenschaftlich-empirischer Überprüfung beruhend.

Exploration: Gezieltes Gespräch als psychiatrisch-psychologische Untersuchungsmethode zur Erfassung psychischer Störungen.

Fremdanamnese: Vervollständigung bzw. Korrektur der → Anamnese durch Angaben Dritter.

Gegenübertragung: Projektion (unbewusster) Einstellungen, Fantasien und Erwartungen des Therapeuten auf den Patienten.

Gestik: Gesamtbild aller Körperbewegungen mit Ausdruckscharakter.

Halluzination: Wahrnehmung von Sinneseindrücken, denen kein entsprechender Sinnesreiz zugrunde liegt (Trugwahrnehmung).

Hirnstimulation: Anwendung (elektrischer) Reize auf das Hirngewebe.

Hirnströme: Stromflüsse im Gehirn infolge elektrischer Potenzialschwankungen zwischen den Nervenzellen.

Humoralpathologie: Theorie, derzufolge Krankheiten auf Veränderungen der Körperflüssigkeiten zurückgeführt werden.

Huntingtonsche Krankheit, Morbus Huntington: Erbkrankheit, die mit psychischen Veränderungen und schweren Bewegungsstörungen einhergeht.

Hyoszin, Hyoszamin: s. Skopolamin.

Hypericum: Wirkstoff im Johanniskraut mit stimmungsaufhellender Wirkung.

hypochondrisch: Übertrieben ängstlich, aber grundlos um seine Gesundheit besorgt.

hypomane Nachschwankung: Kurze Episode gehobener Stimmung im Anschluss an eine depressive Phase.

ICD–10 (International Classification of Diseases Nr. 10): 10. Ausgabe des von der WHO herausgegebenen Verzeichnisses aller Krankheiten. In Abschnitt V, Kapitel F werden die psychischen Störungen aufgelistet.

IFA (Interaktionelle Fallarbeit-)Gruppe: Selbsterfahrungsgruppe von verhaltenstherapeutisch arbeitenden Berufskollegen, in der unter fachlicher Supervision komplizierte Krankheitsverläufe besprochen werden (s. a. Balint-Gruppe).

Imipramin: Erstes, 1950 entwickeltes, neuzeitliches Antidepressivum.

Katecholamine: Gruppe körpereigener Botenstoffe (z. B. → Adrenalin, → Noradrenalin).

Kokain: Aufputschmittel aus Cocablättern.

Komorbidität: Im Verbund miteinander auftretende Krankheiten.

Krankheitsgewinn: Vorteile aus einer Krankenrolle wie z. B. Zuwendung, Rücksichtnahme, Schonung.

Krankheitsmodell: Vorstellungen über Verursachung, Entstehungsbedingungen und Auslöser, Struktur und Form einer Erkrankung.

larvierte Depression: Depression mit im Vordergrund stehenden körperlichen Beschwerden.

Lichttherapie: Behandlung depressiver Verstimmungen durch gezielte Anwendung von künstlichem, tageslichtähnlichen Licht.

Manie: Krankhaft gesteigerter Antrieb, meist mit Hochstimmung, beschleunigtem Denken und Selbstüberschätzung verbunden.

manisch-depressiv: S. bipolar.

Melatonin: Schlafförderndes Hormon der Zirbeldrüse im Zwischenhirn.

Menopause: Versiegen der Östrogenproduktion bei der Frau, Beginn des Klimakteriums.

Mitnahmeselbstmord: S. erweiterter Suizid.

monopolar: S. unipolar.

Morgentief: Nach einem (verfrühten) Aufwachen besonders ausgeprägte Depressivität mit Grübeleien, Mutlosigkeit und Antriebsschwäche.

Morphin: S. Opiat.

Multiple Sklerose (M. S.): Krankheitsprozess mit autoimmununologisch bedingten, chronisch-entzündlichen Schädigungen der Nervenfaserhüllen im Zentralnervensystem.

neurotische Depression: Aus tiefenpsychologischer Sicht auf frühkindliche Konflikte zurückzuführende Depression.

Neurotransmitter: → Botenstoff im Zentralnervensystem.

Noradrenalin: → Botenstoff aus der Gruppe der → Katecholamine mit antriebssteigernder und stimmungsverbessernder Wirkung.

Noradrenalin-Wiederaufnahmehemmer: Medikament gegen Depressionen, das den Verbleib von → Noradrenalin im → synaptischen Spalt verzögert.

Opiat: Aus Schlafmohn hergestelltes Suchtmittel (z. B. Morphin, Codein).

Opioid: (Halb-)synthetisch erzeugtes Suchtmittel (z. B. Heroin, Methadon, Fentanyl).

orale Phase: Nach psychoanalytischer Auffassung frühkindlicher Entwicklungsabschnitt während des ersten ein bis zwei Jahre.

Parkinsonsche Krankheit, Morbus Parkinson: Zittern, Muskelversteifung und Bewegungsverlangsamung infolge → Dopaminmangels in der Substantia nigra des Mittelhirns (Teil der sog. Basalganglien).

Phonik: Art und Weise zu sprechen (z. B. Lautstärke, Modulation, Deutlichkeit, Flüssigkeit u. ä.).

Placeboeffekt: Änderung des Befindens infolge einer Scheinbehandlung (z. B. Tablette ohne Wirkstoff, Akupunktur ohne Nadelimplantation).

posttraumatisch: Im Anschluss an eine (seelische) Verletzung.

Prophylaxe: Verhütung und Vorbeugung von Krankheiten

Pseudodemenz: Einer echten → Demenz ähnliches Krankheitsbild.

psychosomatisch: Einwirkung psychischer Vorgänge auf Körperfunktionen (→ somatoform).

psychotrop: Auf psychische Funktionen einwirkende Substanzen.

Remission: Rückgang einer Krankheit; Genesung.

Resilienz: Konstitutionelle bzw. dispositionelle Widerstandsfähigkeit gegenüber psychosozialen Belastungen.

Retardierung: Verzögerte Entwicklung.

Rezidiv: Krankheitsrückfall.

Richtlinienverfahren: Von den Krankenkassen anerkannte, d. h. bezahlte psychotherapeutische Behandlungsmethoden.

Salutogenese: Entstehung und Förderung von (seelischer) Gesundheit.

Schlafmohn: Mohnpflanze, aus der Rauschmittel (Opiate) gewonnen werden.

Schuldwahn: Wahnhafte (unbegründete) Vorstellung, unverzeihliche Schuld auf sich geladen bzw. schwere Sünden begangen zu haben.

Selbstdestruktion: Selbstbeschädigung, Selbstzerstörung.

Serotonin: → Botenstoff aus der Gruppe der biogenen Amine mit stimmungsausgleichender bzw. -verbessernder Wirkung.

Serotonin-Wiederaufnahmehemmer: Medikament gegen Depressionen, das den Verbleib von > Serotonin im → synaptischen Spalt verzögert.

Skopolamin: Beruhigender, dämpfender Wirkstoff aus verschiedenen Nachtschattengewächsen(z. B. Stechapfel, Engelstrompete, Bilsenkraut).

Somatisierung: Umwandlung psychischer Konflikte in (vielfältige) körperliche Missempfindungen bzw. organische Funktionsstörungen.

somatoform: Nicht organisch bedingte Körperstörung.

soziale Kompetenz: Vermögen zu sozial adäquatem, sinnvollem Verstehen, Beurteilen und Verhalten.

Stresshormon: Durch Stresseinwirkungen freigesetzte Hormone der Kette „Hypothalamus-Hypophyse-Nebennierenrinde".

Stressor: (Meist emotionale) Belastung, die Stress auslöst.

Suizidrisiko: Gefährdung durch Umstände, die Intensität und Umfang von Selbsttötungsabsichten bestimmen.

synaptischer Spalt: Lücke zwischen zwei Nervenzellen, in der chemische → Botenstoffe die Signalübertragung vermitteln.

Tagesklinik: Teilstationäre Einrichtung, in der Patienten nur über Tag verbleiben.

Tagesrhythmik, Tag-Nacht-Rhythmik: Durch den 24-stündigen Hell-Dunkel-Wechsel gesteuerter, biologischer Rhythmus in den Körperzellen und -organen.

Theriak: Universelles Heilmittel gegen alle möglichen Krankheiten mit bis zu 300 pflanzlichen, tierischen und mineralischen Bestandteilen.

Umzugsdepression: Sich nach einem Wohnungswechsel einstellende Depression.

unipolare Störung: Gemütserkrankung mit sich wiederholenden, depressiven oder manischen Phasen (→ bipolar).

Verarmungswahn: Unbegründete, wahnhafte Vorstellung, mittelos zu sein.

Versündigungwahn: S. Schuldwahn.

Wahn: Gedanke, Idee und Vorstellung, die nicht den Realitäten entspricht, aber auch nicht (ohne Weiteres) korrigierbar ist.

Winterdepression: Depression, die während der lichtärmeren Jahreszeit auftritt.

Zwangsunterbringung: Aufnahme in der beschützten Abteilung eines (psychiatrischen) Krankenhauses gegen den Willen des Betroffenen für den Fall, dass er sich selbst oder andere gefährdet. Die Maßnahme bedarf der richterlichen Zustimmung.

Zyklothymia: Persönlichkeitsbild mit sich wiederholenden, leichteren depressiven und manischen Verstimmtheiten.

Zytokin: Körpereigenes Eiweißmolekül, das u. a. der Aktivierung bzw. Steuerung des Immunsystems dient.

Literatur

Bischkopf, J. (2005): Angehörigenberatung bei Depression. Ernst Reinhardt, München / Basel

Borri, A. (2009): Schritte aus der Depression. Herder, Freiburg

Bschor, T. (2008): Behandlungsmanual therapieresistente Depression. Kohlhammer, Stuttgart

Burton, R. (1628): Anatomy of Melancholy. Cripps, Oxford (Deutsch (2001): Die Anatomie der Melancholie. 3. Aufl. Dieterich, Mainz)

Deutsche Geselschaft für Psychiatrie, Psychotherapie und Nervenheilkunde (DGPPN), Arbeitsgemeinschaften der wissenschaftlichen Fachgesellschaften (AWFG) (2009): Nationale Leitlinie „Unipolare Depression". DGPPN, 10592 Berlin, Postfach 120264

Eckart, W. E., Jütte, R. (2007): Medizingeschichte. Böhlau, Köln / Weimar / Wien

Endres, P. (2009): Wir wollen leben. Balance Buch + Medien, Bonn

Essau, C. A. (2007): Depression bei Kindern und Jugendlichen. 2. Aufl. Ernst Reinhardt, München / Basel

Faust, V. (1999): Schwermut. Hirzel, Stuttgart

Franz, M., Lieberz, K., Schepank, H. (Hrsg.) (2000): Seelische Gesundheit und neurotisches Elend. Springer, Wien

Giger-Bütler, J. (2009): Endlich frei. Beltz, Weinheim

Grond, E. (2001): Altersschwermut. Ernst Reinhardt, München / Basel

Haller, F. (2004): Papyrus Berlin 3024. Haller, Bonn

Hautzinger, M. (2006): Ratgeber Depression. Hogrefe, Göttingen

Hegerl, U., Niescken, S. (2008): Depressionen bewältigen. Trias, Stuttgart

Hell, D. (2006): Welchen Sinn macht Depression? Rowohlt, Reinbek

Hofmann, B., Schauenburg, H. (2007): Psychotherapie der Depression. Thieme, Stuttgart

Holsboer, F. (2009): Depression. C.H. Beck, München

Kuiper, P. C. (2007): Seelenfinsternis. 9. Aufl. Fischer, Frankfurt / Main

Kuttner, S. (2009): Mängelexemplar. Fischer, Frankfurt / Main

Müller-Rörich, Th. u. Mitarb. (2007): Schattendasein. Springer, Berlin

Niklewski, G., Riecke-Niklewski, R. (2008): Depressionen überwinden. 4. Aufl. Stiftung Warentest

Nuber, U. (2006): Depression. Die verkannte Krankheit. dtv, München

Paulitsch, K. (2009): Grundlagen der ICD-Diagnostik. UTB, Stuttgart

Payk, Th. R. (2000): Psychiater – Forscher im Labyrinth der Seele. Kohlhammer, Stuttgart

–, (2007): Psychopathologie. 2. Aufl. Springer, Berlin

Pitschel-Waltz, G. (2003): Lebensfreude zurückgewinnen. Urban & Fischer, München

Reiners, H. (2009): Das heimatlose Ich. Piper, München

Schore, A. N., Rass, E. (2007): Affektregulation und die Reorganisation des Selbst. Klett-Cotta, Stuttgart

Scholz, H., Zapotoczky, H.-G. (2009): Manual zur mehr-dimensionalen Therapie der Depression. Kohlhammer, Stuttgart

Tembler, S. (2010): Diagnostik und Verlauf depressiver Störungen. SVH Südwestdeutscher Verlag für Hochschul-schriften, Saarbrücken

Will, H. (2008): Depression. 3. Aufl. Kohlhammer, Stuttgart

Wolfersdorf, M. (2002): Depression verstehen und bewältigen. Springer, Berlin

Sachregister